AF456336

LEÇONS CLINIQUES
SUR
L'ÉPILEPSIE

LEÇONS FAITES A L'ASILE SAINTE-ANNE

PAR

M. V. MAGNAN
MÉDECIN EN CHEF A L'ASILE SAINTE-ANNE
ANCIEN VICE-PRÉSIDENT DE LA SOCIÉTÉ DE BIOLOGIE
LAURÉAT DE L'INSTITUT ET DE L'ACADÉMIE DE MÉDECINE
MEMBRE DE LA SOCIÉTÉ MÉDICO-PSYCHOLOGIQUE DE PARIS ET DE PÉTERSBOURG

Recueillies et publiées

PAR

M. le Dr Marcel BRIAND
ANCIEN INTERNE ET MÉDECIN INSPECTEUR ADJOINT DES ASILES D'ALIÉNÉS DE LA SEINE.

PARIS

AUX BUREAUX DU
PROGRÈS MÉDICAL
6, rue des Écoles, 6

A. DELAHAYE & E. LECROSNIER
ÉDITEURS
Place de l'École-de-Médecine

1882

LEÇONS CLINIQUES

SUR

L'ÉPILEPSIE

LEÇONS CLINIQUES

SUR

L'ÉPILEPSIE

LEÇONS FAITES A L'ASILE SAINTE-ANNE

PAR

M. V. MAGNAN

MÉDECIN EN CHEF A L'ASILE SAINTE-ANNE
ANCIEN VICE-PRÉSIDENT DE LA SOCIÉTÉ DE BIOLOGIE
LAURÉAT DE L'INSTITUT ET DE L'ACADÉMIE DE MÉDECINE
MEMBRE DE LA SOCIÉTÉ MÉDICO-PSYCHOLOGIQUE DE PARIS ET DE PÉTERSBOURG

Recueillies et publiées

PAR

M. le Dr Marcel BRIAND

ANCIEN INTERNE ET MÉDECIN INSPECTEUR ADJOINT DES ASILES
D'ALIÉNÉS DE LA SEINE.

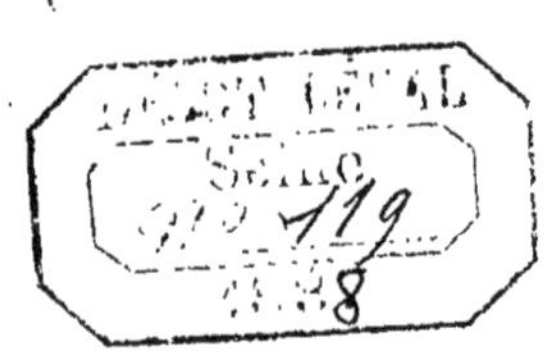

PARIS

AUX BUREAUX DU
PROGRÈS MÉDICAL
6, rue des Écoles, 6

A. DELAHAYE & E. LECROSNIER
EDITEURS
Place de l'École-de-Médecine

1882

LEÇONS CLINIQUES

SUR

L'ÉPILEPSIE

PREMIÈRE LEÇON

Préliminaires. Aura.

SOMMAIRE. — Des impulsions dans les principales formes mentales.
Épilepsie : Névrose à paroxysmes, héréditaire et parfois à transmission similaire. — Caractères généraux des actes des épileptiques : automatisme, inconscience.
Phénomènes prémonitoires : modifications du caractère. — Aura : aura motrice, sensitive, sensorielle, intellectuelle, sa constance chez le même sujet ; utilité de son étude au point de vue des localisations cérébrales. — Un cas rare d'épilepsie d'origine périphérique avec aura sensitive et motrice.

Messieurs,

Nous continuerons aujourd'hui à explorer notre terrain de recherches sur les impulsions et les actes des aliénés. L'étude attentive des faits montre, qu'en admettant la théorie et la classification des partisans des monomanies et en s'en tenant à la simple considération du délire prédominant, on est conduit à grouper ensemble, dans un même cadre, les maladies les plus disparates.

Nous avons vu qu'un acte isolé, quelle que soit sa gravité, ne pouvait suffire à caractériser tout le groupe d'aliénés dans lequel il s'observe. Si nous prenons, en effet, un des actes les plus graves qu'accomplissent nos malades, le suicide, par exemple, l'examen individuel nous a montré combien ce symptôme devenait différent, suivant qu'il était le résultat de la conception délirante du mélancolique, des hallucinations de l'alcoolique, ou bien encore des idées systématisées du délirant chronique, sans parler des épileptiques, qui refusent absolument de se ranger dans la description d'une monomanie de suicide.

Il est donc préférable d'examiner séparément chacune des formes pathologiques; nous déterminerons ainsi, d'une manière plus sûre, la nature et les caractères des impulsions et des actes qui s'y rattachent.

Nous étudierons ensemble, aujourd'hui, les actes des épileptiques, nous tenant exclusivement dans le domaine de la Clinique, la base la plus sûre de tout édifice pathologique.

L'épilepsie, par les troubles intellectuels qui l'accompagnent, est une des maladies mentales qui soulève les problèmes les plus ardus de la médecine légale. Sans doute, lorsqu'une attaque vient brutalement frapper un sujet, que celui-ci, ne tenant compte ni du lieu, ni du temps, ni des moyens, accomplit, aussitôt après la crise, un de ces délits, un de ces crimes que rien ne motive, dont l'imprévu, l'étrangeté, la soudaineté, dénotant l'absence de toute volonté, révèlent aux yeux les moins clairvoyants le caractère maladif, rien assurément n'est plus simple, et la tâche de l'expert pour éclairer le juge devient des plus faciles.

Mais, il n'en est pas toujours ainsi, et si l'épilepsie est bruyante, tapageuse, attire forcément les regards dans ses manifestations les plus étendues, d'autres fois, au contraire, elle est silencieuse, sournoise dans ses allures ; tantôt retirée, solitaire, elle ne se produit que la nuit, et peut rester méconnue ; tantôt elle se montre au grand jour, mais si atténuée, sous des dehors tellement bénins, tellement inoffensifs, qu'elle est à peine remarquée par les gens qui entourent le patient; quant à lui, il ignore absolument qu'il est atteint de la plus affreuse maladie. Tel est le cas où les paroxysmes de la grande névrose se traduisent par des vertiges sans spasmes musculaires, par des absences dans lesquelles une éclipse momentanée du moi laisse à l'automatisme toute son action aveugle. Cet automatisme, qui n'est autre que l'accomplissement d'actes sans intervention de la conscience, se trouve néanmoins sollicité, soit par la continuation ou la répétition d'une action familière au malade, dont l'exécution est devenue machinale, soit par le réveil de sensations passées, d'images mnémoniques recueillies par les centres perceptifs encéphaliques. Ceux-ci sont rendus indépendants par l'*ictus* épileptique, *lésion déchargeante* des Anglais, qui frappe, qui annihile pour un temps les centres les plus élevés des hémisphères.

Les impulsions liées à l'épilepsie ont un caractère de fatale irrésistibilité qui dépasse de beaucoup l'impérieux besoin de boire du dipsomane, la ténacité parfois si opiniâtre du mélancolique halluciné à se suicider ou à frapper son entourage, et, d'une manière générale, les tendances impulsives de tous les autres délirants. Elles ont, de plus, quelque chose de terrible et d'étrange: c'est l'inconscience absolue du malade, dans la plupart des cas. Tandis que, comme nous l'avons vu, le dipsomane essaie de résister à la boisson, s'attriste, se cache, et ne succombe enfin qu'après une véritable lutte, l'épileptique, au contraire, involontairement, automatiquement, frappe ou tue, très surpris après l'accès des scènes souvent si dramatiques dont il vient d'être l'acteur. Quand il s'en souvient, c'est qu'il n'a pas agi sous l'empire d'un état de mal proprement dit, mais bien d'un autre *processus* délirant qui, comme nous le verrons plus tard, peut se montrer parfois simultanément chez le même individu. Dans les cas de ce genre, il y a association de deux maladies distinctes, marchant parallèlement et se révélant chacune par leur symptomatologie habituelle.

L'épilepsie, vous le savez, est une névrose à paroxysmes, caractérisée par des accès intermittents, avec perte de connaissance, accès qui peuvent se montrer sous forme d'attaques convulsives, de vertiges, d'absences ou de délire spécial (épilepsie larvée). C'est une maladie essentiellement héréditaire, et parfois, quoi qu'on en ait dit, à transmission similaire. Elle reconnaît souvent pour cause l'alcoolisme, ou la folie du père ou de la mère, le mariage consanguin des parents; dans quelques cas rares, on a aussi invoqué comme cause occasionnelle, chez des sujets préalablement prédisposés, des émotions morales, surtout la frayeur ; mais, il faut bien le dire, ces derniers faits sont exceptionnels, malgré la persistance que mettent souvent les parents à expliquer ainsi, par un accident, la maladie de leurs enfants.

Cependant, j'en ai vu quelques exemples :

Une malade eut sa première attaque en 1871, à la suite d'un coup de canon, parti à son insu, d'une barricade placée à côté d'une porte derrière laquelle elle se tenait cachée. Chez une autre, le premier accès coïncida avec la chute d'un maçon, qui vint tomber du cinquième étage, à ses pieds. Chez ces deux malades, les attaques se montrèrent par la suite, avec une excessive fréquence, et ne furent enrayées qu'avec la plus grande difficulté.

Comme le sujet n'a pas conscience de ses crises, il peut lui arriver de rester plusieurs années dans l'ignorance de son mal, jusqu'au jour où il se sera manifesté en présence d'un témoin. Si, vers cette époque, il s'est présenté un incident quelque peu insolite, on rendra cet incident responsable de cette attaque qui, en réalité, est loin d'être la première.

Que se passe-t-il, ordinairement, avant l'attaque ? Si

celle-ci se présente parfois d'emblée sans phénomènes prémonitoires, elle peut être précédée par deux ordres de symptômes très distincts : les uns se rattachant aux dispositions morales du sujet ; les autres, plus intimement liés à l'attaque, sont la traduction extérieure du malaise de la région cérébrale sur laquelle va tout d'abord se porter la décharge épileptique. C'est ce que l'on a désigné sous le nom d'*aura*.

Les modifications du caractère, précédant l'attaque, ont, de tout temps, été remarquées par les personnes appelées à vivre auprès des épileptiques. Tantôt, en effet, les malades se montrent tristes, hargneux, irascibles, emportés ; la moindre contradiction, l'incident le plus insignifiant devient motif d'injures et de violences ; parfois même, sans nulle provocation, ils entrent dans des accès de colère et de fureur. L'entourage, mis en éveil, prévoit une crise prochaine, évite tout froissement, toute discussion et surveille plus attentivement. D'ailleurs, hors des asiles, ce changement d'humeur est fertile en rixes et en actes regrettables de toute sorte. Ces malades, jouissant d'une apparente lucidité, paraissant agir sous l'influence de la colère, sont souvent, dans ces circonstances, déclarés responsables et condamnés. D'autres fois, mais plus rarement, les épileptiques se montrent expansifs, satisfaits, gais, bienveillants. Chez l'un d'eux, cette phase expansive, qui se produisait avant presque chaque crise, réveillait des prétentions matrimoniales des plus singulières ; quoique fort laid, il devenait d'une coquetterie excessive, ne doutant de rien, se montrant d'une témérité, d'autant plus surprenante, qu'elle contrastait avec sa modestie, sa réserve et sa timidité habituelles.

L'aura, phénomène prémonitoire encore plus tranché, variable pour l'ensemble des épileptiques, offre au contraire, chez le même sujet, une constance remarquable ; la forme, le siège, la marche sont, en effet, identiques pour le même individu dans ses attaques successives, si bien que l'apparition de celle-ci annonce l'apparition de la crise.

Ce phénomène particulier, cette manifestation nerveuse consiste en un trouble de la motilité ou de la sensibilité, soit générale, soit spéciale, ou de l'intelligence, et elle est dite, suivant les cas, motrice, sensitive, sensorielle, intellectuelle. Elle revêt,pour chaque individualité, un caractère différent, mais, se présente sous le même aspect, chez le même sujet ; c'est tantôt une sensation d'eau, de froid, de vent, un engourdissement, un chatouillement ; un des malades la comparaît à la douleur produite par une vrille pénétrant dans l'estomac. L'aura peut être, comme l'a depuis longtemps déjà indiqué Delasiauve, céphalique, pharyngienne, thoracique, abdominale, suivant qu'elle affecte la tête, le cou, le thorax, l'abdomen ou les membres. Quelques malades, prévenus ainsi de l'attaque, peuvent la faire avorter en liant brusquement le membre qui en est le siège, et, comme le rapporte Tissot, certains épileptiques, munis d'un tourniquet, ont pu enrayer de la sorte leurs crises, jusqu'au jour où ils se sont laissés surprendre, négligeant de serrer l'appareil au moment de l'aura.

L'aura sensorielle peut affecter la vue,le goût,l'odorat, l'ouïe. Un militaire, blessé à la tête pendant la campagne du Mexique,voyait, au début de ses attaques, les objets sautiller ; les hommes, les arbres prenaient des dimensions gigantesques ; une trace de sang se montrait sur sa main gauche ; il apercevait deux yeux qui s'avançaient en grandissant, se rapprochant de plus en plus, et, au moment où ils allaient l'envahir, il tombait perdant connaissance. D'autres se plaignent d'un brouillard rouge ou bleu, ils se voient environnés de flammes. Un homme était prévenu par un goût de sang à la bouche, et, chose singulière, son frère, également épileptique, présentait la même aura. Un enfant crachait comme pour expulser un corps étranger, et sa mère avait ainsi le temps de le protéger dans sa chute.

Certains malades se bouchent le nez, croyant sentir une puanteur extrême ; d'autres ont des bourdonnements d'oreilles, un sifflement, entendent des cloches, parfois même des injures et des menaces. Une jeune fille entend souvent, avant l'attaque, la voix de son père qu'elle a perdu depuis longtemps. Un homme, au milieu d'une discussion, se lève, écoute, interpelle tout à coup un ennemi imaginaire, se lance vers une porte et tombe aussitôt. Chaque attaque est précédée de cette scène, dont le malade n'a pas conscience. Néanmoins, il frapperait toute personne et renverserait tout obstacle qui s'opposerait à sa course. L'aura intellectuelle rappelle ordinairement le souvenir agréable ou pénible, soit d'un évènement important de la vie, soit d'une personne.

Dans toutes ces circonstances, l'épileptique intervient de la façon la plus active. Si, le plus souvent, le malade conserve le souvenir de ces accidents, comme un halluciné ordinaire, d'autres fois, au contraire, comme nous l'avons vu, il n'en est rien, et le délire précurseur de l'attaque affecte, de la sorte, le caractère le plus important du délire consécutif, l'inconscience.

Parfois, l'attaque avorte et l'aura reste le seul phénomène paroxystique de l'épilepsie.

Ces données peuvent servir à expliquer certains faits curieux d'illusions et d'hallucinations qui se perpétuent avec les mêmes caractères chez les mêmes individus.

Au point de vue de la physiologie pathologique, l'étude de l'aura, de ce symptôme précurseur qui prend pour lieu d'élections, tantôt la motilité, tantôt la sensibilité générale ou spéciale, tantôt l'intelligence, est des plus intéressante et peut, dans la recherche des localisations cérébrales, fournir de précieux renseignements. Chez quelques sujets, en effet, pendant de longues années, le même phénomène, souvent simple, isolé, se reproduit avec une uniformité parfaite, signalant ainsi à l'investigation de l'anatomo-pathologiste une région sur laquelle s'exerce une action pathologique constante. Le *stimulus* épileptique, chez nos malades, frappe les différentes régions de la couche corticale, comme le fait l'excitation électrique dirigée par la main du physiologiste. Je puis, à cette occasion, vous montrer un homme dont l'histoire pathologique est des plus intéressantes.

H... Joseph, journalier, 35 ans, d'une intelligence moyenne, sachant lire et écrire, d'une bonne santé habituelle, est le troisième enfant d'une nombreuse famille. Trois de ses frères sont morts en bas âge, d'affections diverses mais non nerveuses ; quatre sœurs et deux frères sont vigoureux et bien portants ; le père et la mère sont valides, jouissent d'une excellente santé et travaillent encore. Tels sont les antécédents de H... qui n'offre, on le voit, aucune prédisposition maladive, lorsqu'il reçoit, dans les premiers jours de février 1862, un coup de pied de cheval à la face postérieure du talon gauche; la plaie contuse se cicatrise complètement en quelques jours; dans le courant du mois de mars, le malade éprouve, à plusieurs reprises, une sensation de froid qui, partant du talon blessé, de la cicatrice, s'étend jusqu'au mollet en s'accompagnant d'une crampe. Ces accidents, très passagers d'ailleurs, n'attirent pas l'attention de H..., lorsque le 11 avril suivant, la sensation de froid, qu'il compare à une couche d'eau glissant entre cuir et chair, remonte du talon au mollet, est suivie d'une forte crampe, et de secousses qui gagnent la cuisse et le bras du même côté, puis le malade perd connaissance, tombe, se mord la langue, laisse échapper les urines; un instant après il se relève, courbaturé, tout hébété, n'ayant aucun souvenir de ce qui s'est passé depuis sa chute, et fort étonné de ce qu'on lui raconte sur sa crise convulsive.

Le 4 mai, il survient une deuxième attaque avec perte de connaissance. A partir de ce moment, les crises, tantôt complètes avec pertes de connaissance, tantôt incomplètes et occupant un ou plusieurs membres, reviennent irrégulièrement toutes les deux ou trois semaines. Le malade est prévenu vingt-quatre heures et quelquefois même quarante-huit heures avant l'attaque, par l'aura à sensation d'eau froide qui part de la cicatrice. Parfois, cependant, l'aura est promptement suivie de crampes et de secousses du mollet, de la cuisse, et si par la marche ou la course, si en tapant du pied le sol, en serrant fortement ou en liant fortement le membre, H... ne parvient pas à suspendre la marche progressive des secousses vers le bras, le cou et la face, il est forcé de s'arrêter, il tombe, les convulsions se généralisent et, comme dans les premières attaques, il y a perte de connaissance, morsure de la langue et évacuations alvines. L'attaque finie, il se relève, accablé et hébété. Quelquefois, lorsqu'il cherche, par la marche ou la course, à conjurer la crise, la jambe gauche, fortement contractée, se détend brusquement comme un ressort et le lance en avant. Parfois, encore, les convulsions se généralisent sans que l'intelligence soit compromise; dans ce cas, le phénomène initial est toujours l'aura du talon gauche, suivie de la roideur et du tremblement de la jambe, de la cuisse, du bras, puis il survient une sensation de constriction à la gorge, un gêne pénible de la respiration, puis, enfin, le bras et la jambe du côté droit sont pris de convulsions toniques et cloniques et l'attaque cesse sans perte de connaissance. C'est là une attaque spinale analogue à celles que l'on obtient chez les animaux, après la section du bulbe, avec les substances épileptisantes.

Deux ans après le début des accidents, un médecin a appliqué sans succès un cautère au niveau de la cicatrice; les attaques ont continué à se produire sans nulle modification.

Depuis le 2 octobre 1873, H... vient assidûment aux consultations gratuites de l'Asile Sainte-Anne, et je lui ai donné, pendant deux ans, 5, 6 et jusqu'à 8 grammes de bromure de potassium par jour. Sous l'influence de ce traitement, une amélioration s'est produite, les attaques complètes avec perte de connaissance sont devenues plus rares, mais les attaques incomplètes ont persisté presque aussi fréquentes. En 1875, le bromure de potassium a été associé au bromure de sodium, et le malade prenait jusqu'à 10 grammes de ce mélange par jour; une légère amélioration s'est encore produite, mais les attaques reparaissent toujours. La dernière crise avec perte de connaissance remonte au mois de septembre dernier; et il y a un mois une autre attaque s'est montrée assez forte mais sans perte de connaissance. Quant à l'aura partant du talon gauche, suivie ou non de crampe du mollet, elle se produit encore assez fréquemment.

La cicatrice siège à la partie externe et supérieure de la face postérieure du talon gauche et recouvre en dehors une petite saillie dure qui paraît dépendre du calcanéum. La peau, au niveau de la cicatrice et dans l'étendue d'une pièce de deux francs, offre une légère hyperesthésie : le toucher, le chatouillement, une piqûre y sont plus vivement sentis que dans les autres régions, il en est de même du froid et du chaud; la sensibilité est exagérée, mais elle n'offre pas de perversion. On peut, malgré l'hyperesthésie, malaxer, presser la cicatrice assez fortement sans déterminer de douleur bien vive, sans provoquer non plus d'aura ni de crampes.

En face de l'insuffisance du traitement médical qui n'a donné qu'une amélioration relative, il faut, je crois, recourir à l'intervention chirurgicale, et une névrotomie paraît ici puiser son indication, non seulement dans l'absence de toute prédisposition morbide avant l'accident, mais encore dans la constante apparition de l'aura périphérique, comme phénomène initial, soit des attaques limitées ou généralisées sans trouble intellectuel, soit de grandes attaques avec perte de connaissance.

Nous avons encore, en ce moment, dans le service, une femme qui présente, comme vous allez pouvoir vous en convaincre, une aura sensorielle limitée à l'ouïe, et dont je vous prie de vouloir bien vous rappeler l'observation un peu plus tard, quand nous parlerons des troubles consécutifs aux attaques.

J... Annette, domestique, trente-cinq ans, entre dans le service le 20 janvier pour un accès maniaque, dont le début remontait à la veille. Elle était loquace, tenait des propos incohérents, poussait des cris, se montrait hallucinée, effrayée, et il était absolument impossible de fixer son attention.

Le 22, à la visite du matin, elle est calme, répond aux questions, ne se rappelle de rien de ce qui vient de se passer et paraît toute surprise de se trouver ici ; elle raconte que, depuis longtemps déjà, elle a des crises de nerfs s'accompagnant de perte de connaissance ; on lui a dit que, dans cet état, elle tombait à terre et se débattait. Il lui est arrivé, à plusieurs reprises, en faisant son lit le matin, de s'apercevoir qu'il était mouillé. Elle sait qu'il y a deux ans, après une attaque, elle s'était retrouvée chez une marchande de fruits où elle avait bouleversé tout l'étalage. Une autre fois, il y a cinq mois, elle avait mis à sac la devanture d'un marchand de chaussures après avoir déposé son porte-monnaie sur le comptoir. On lui a raconté, après coup, ces faits dont elle ne se souvient nullement. Elle porte à la main droite la cicatrice d'une brûlure dont il lui est impossible d'indiquer la provenance. Ses crises sont souvent nocturnes ; elle en est prévenue parfois, une heure à l'avance, par le souvenir de la famille, des bourdonnements dans la tête, et, au moment même de l'attaque, par la *voix de son père qui l'appelle*. Ces prodromes ne manquent jamais. Il serait donc facile à une personne intelligente qui la surveillerait d'éviter les accidents, en prenant certaines précautions.

Il y a dans ce cas intéressant deux choses à noter : d'abord l'aura sensorielle, manifestée très nettement par une hallucination de l'ouïe, et ensuite la disposition mentale particulière qui suit les attaques. Annette voit aussi, parfois, *un brouillard* qui passe devant ses yeux. Elle se trouve, en ce moment, très améliorée, parce que ses attaques se limitent à ce simple phénomène, accompagné de la voix de son père, sans que l'attaque convulsive suive cette aura.

L'aura intellectuelle, qui est relativement rare, rappelle un fait passé, un acte important de la vie, ayant souvent pour objet le souvenir d'un événement survenu dans l'enfance, ou celui d'une personne aimée, morte dans la plupart des cas.

Quelle que soit sa forme, l'aura est habituellement suivie de l'attaque ou du vertige, de l'absence, même du délire spécial d'emblée dont nous parlions plus haut et qu'on rencontre dans l'épilepsie larvée.

DEUXIÈME LEÇON

Attaques; Vertiges; Épilepsie larvée. Physiologie pathologique.

Sommaire. — Description de l'attaque : période tonique, période clonique.

Etat du fond de l'œil et mécanisme de la mort pendant l'attaque.

Etude comparative de l'attaque provoquée chez l'animal et de l'attaque spontanée chez l'homme ; analogie des graphiques obtenus dans les deux cas.

Vertige : Troubles intellectuels prédominants ; la sphère motrice est peu affectée.

Absence : Perte de connaissance ; nul trouble moteur.

Epilepsie larvée : Délire d'emblée ; hallucinations d'un ou de plusieurs sens et de la sensibilité générale.

La prédominance de chacune des manifestations de l'épilepsie est en rapport direct avec le siège prédominant de la *décharge*. L'expérimentation physiologique prouve le même fait.

La période épileptoïde de l'hystérie est comparable à l'attaque épileptique.

Messieurs,

Au moment de l'attaque, l'épileptique pâlit, pousse un cri, perd connaissance et tombe. Cette chute inconsciente se produit soit à terre, soit dans l'eau, dans le feu, sur un instrument piquant, tranchant, en un mot, partout où l'épileptique se trouve. Ses traits se contractent, la tête tourne légèrement en s'inclinant du côté opposé à la face, les mâchoires se resserrent, les pupilles se dilatent, les yeux se portent en haut, les membres se raidissent, un jet d'urine s'échappe, des gaz et des matières sont brusquement expulsés. Cette série de phénomènes constitue la période tonique.

Puis, au bout de trois ou quatre secondes, la figure devient grimaçante, les mâchoires s'entrechoquent et la langue, projetée entre les arcades dentaires, est profondément mordue ; une salive spumeuse, sanguinolente recouvre les lèvres et s'écoule au coin de la commissure ; les mouvements convulsifs, en général plus accusés d'un côté, s'emparent en même temps des membres, le malade se débat, la face,qui était pâle, commence à s'injecter, devient violacée ; les sphincters se relâchent et laissent écouler l'urine et les matières fécales par un mécanisme autre que précédemment ; la respiration est bruyante, ronflante, stertoreuse et s'apaise insensiblement. C'est là la période clonique.

Puis, tout s'arrête progressivement. L'individu, encore hébété, soulève la tête, regarde autour de lui, frotte ou secoue ses vêtements d'une façon automatique, se montre complètement étranger à ce qui vient de se passer et ne s'en douterait nullement s'il ne se voyait à terre, si ses vêtements n'étaient souillés de boue ou de poussière, si la lassitude qu'il éprouve ou les soins dont il est l'objet de la part des personnes qui le relèvent ne témoignaient de l'accident qui vient de le frapper.

La pâleur du visage, au début de l'attaque, n'implique nullement, comme le pensent certains auteurs, l'anémie du cerveau ; elle n'est que l'effet produit par l'excitation des nerfs vaso-moteurs de la face ; les capillaires du cerveau, loin d'être contractés, subissent au contraire une violente dilatation, comme le prouve du reste l'examen du fond de l'œil à l'ophtalmoscope, possible chez certains épileptiques.

Une malade en état de mal, que j'ai pu observer au début des attaques, m'a montré de la manière la plus nette une congestion active du fond de l'œil. A chaque attaque,le sang était poussé brusquement,comme par un coup de piston, dans les vaisseaux de la rétine, qui prenaient à ce moment une teinte caractéristique. La pupille, cachée derrière la paupière supérieure, par suite de la déviation des yeux, rend cet examen assez délicat. Mon interne, M. Briand, a pu cependant être témoin plusieurs fois du même fait chez une petite fille que quelques-uns d'entre vous ont vue l'an dernier, et qui, à certains jours, présentait quatre ou cinq vertiges par heure, accompagnés de secousses de la face. La poussée congestive était si intense chez elle, qu'il s'était produit des petites varicosités qu'on ne pouvait apprécier facilement qu'à l'instant précis des attaques, pendant la turgescence des vaisseaux. Du reste, pour avoir une certitude plus complète de ce phénomène, mettant à profit la propriété que possède l'essence d'absinthe de provoquer d'emblée une attaque épileptique, j'ai fait sur les chiens une série d'expériences qui confirment absolument ce que nous avons observé chez nos deux malades (1).

Sans vouloir assimiler l'épilepsie absinthique à l'épilepsie ordinaire, on ne peut néanmoins s'empêcher de reconnaître, dans les deux cas, une analogie parfaite entre les attaques convulsives. On trouve toujours, en effet, comme principaux caractères : la perte de connaissance, les convulsions toniques suivies de convulsions cloniques, les évacuations involontaires, la morsure de la langue, le stertor, l'hébétude, quelquefois même du délire. Des symptômes communs, aussi nettement accusés, permettent de supposer dans les centres nerveux des modifications fort analogues.

J'ai pu me rendre compte, au moyen de fenêtres pratiquées au crâne chez des chiens auxquels j'injectais ensuite de l'essence d'absinthe, que le premier stade de l'attaque ainsi provoquée, qui correspond à la raideur tonique des muscles et à la perte de connaissance, s'accompagnait toujours instantanément de congestions intenses de l'encéphale.

Le cri des malades en tombant à terre n'est pas,

(1) Magnan. — *Recherches sur les centres nerveux*, p. 101 et suiv.

comme on pourrait le croire, l'expression d'un sentiment et ne doit pas être confondu avec l'exclamation que poussent certains épileptiques, comme, par exemple, une femme que nous examinerons ensemble tout à l'heure, et qui appelle « maman » une seconde avant de perdre connaissance. Il est intéressant de noter à ce sujet que son fils, également épileptique, présente la même aura. Le cri, à proprement parler, est inconscient ; il est le résultat de l'expiration longue et convulsive qui chasse l'air de la cavité thoracique au travers de la glotte, fermée spasmodiquement.

Il n'est pas sans importance de signaler le mécanisme qui tourne la tête du côté opposé à la face ; cette attitude est due à la contraction prédominante des muscles sterno-cléido-mastoïdiens ; les simulateurs, ordinairement mauvais anatomistes, ignorant l'action de ce muscle, inclinent toujours la tête et tournent la face du même côté. Laissez-moi vous rappeler, à ce sujet, l'histoire que rapporte Trousseau (1). Esquirol pensait qu'un médecin expérimenté ne pouvait pas être dupe d'une simulation d'épilepsie ; il y fut cependant trompé, et voici dans quelles circonstances : « Un jour, dit Trousseau, après sa visite dans la maison de Charenton, nous nous entretenions de ce sujet avec M. Calmeil et lui. Tout à coup, M. Calmeil tombe sur le tapis en de violentes convulsions ; Esquirol, après un instant d'examen, se tourne de mon côté et me dit : Le pauvre garçon, il est épileptique ! A peine avait-il achevé sa phrase, que Calmeil était debout, lui demandant s'il croyait encore qu'il fût impossible de simuler l'épilepsie. » — Nous avons eu, à plusieurs reprises, dans le service, un malade bien connu de certains d'entre vous, qui simulait, à s'y méprendre, l'épilepsie ; ce qu'il y a de plus curieux dans son observation, c'est que ce malade était réellement épileptique et ne s'en doutait nullement.

(1) *Clinique médicale de l'Hôtel-Dieu*, t. II, p. 90.

Or, à chacune des attaques simulées, il ne manquait jamais de pencher la tête du même côté qu'il tournait la face.

Comme il est facile de le comprendre, le cœur ne reste pas indifférent au milieu de ce cortège de manifestations pathologiques, son action sur la tension artérielle m'a permis, au moyen du kymographion de Ludwig et du polygraphe de Marey, de me rendre un compte exact des modifications circulatoires qui se présentent alors.

Je fais passer sous vos yeux deux tracés (Pl. I et II) qui vous feront voir que, pendant le stade tonique, il y a élévation de la tension artérielle concordant avec une fréquence plus grande des battements du cœur; puis, pendant le stade clonique, quand apparaissent les grands mouvements des membres, il y a un ralentissement des battements, tellement considérable, qu'une révolution cardiaque, systole et diastole, s'accomplit dans un temps de six à huit fois plus long qu'à l'état normal. Puis, à la fin de l'attaque, le pouls reprend son rhythme habituel, toutefois avec un peu plus de fréquence et de force pendant quelques minutes, comme il arrive chez un individu bien portant qui vient de se livrer à un exercice violent.

Sur un chien griffon âgé d'un an (1), du poids de 13 kilogrammes, une injection de 20 centigrammes d'essence d'absinthe dans la veine fémorale droite provoque une attaque au bout de deux minutes; un tube, rempli d'une solution de bicarbonate de soude pour empêcher la coagulation du sang, adapté à la carotide droite, est mis en rapport avec un manomètre et l'un des leviers inscripteurs ; celui-ci enregistre ainsi la tension carotidienne et les pulsations ou les battements cardiaques dont elles sont la représentation. Le second levier, en communication sous la patte postérieure gauche restée libre, inscrit tous les mouvements convulsifs avec leurs caractères particuliers. Les deux leviers entrent en jeu

(1) Magnan.—Communication faite à la *Société de Biologie*, le 14 avril 1877.

simultanément et traduisent fidèlement, aux différents temps de l'attaque,les désordres circulatoires et les troubles de la motilité. L'examen des deux tracés (*fig.*7) permet de suivre parallèlement la marche de ces deux ordres de phénomènes. Tout d'abord,pendant la période tonique qui, dans cette expérience, dure dix secondes, on voit, sur la ligne B, la tension carotidienne faire équilibre à une colonne mercurielle qui, de 14,s'élève à 17 centimètres. En même temps,les battements cardiaques deviennent plus fréquents, les ondulations sont plus courtes, plus basses et indiquent un certain état de tétanisation du cœur dont les mouvements systoliques et diastoliques sont devenus plus rapides et plus courts, le cœur restant en partie contracté pendant toute la période tonique.

L'autre ligne A,placée parallèlement au-dessus,donne simultanément, pendant cette première période, la contraction tétanique des muscles de la vie de relation ; les mouvements sont si nombreux et si rapides que la ligne finement dentelée paraît droite ; les secousses musculaires s'agrandissent ; s'allongent peu à peu et les convulsions deviennent cloniques ; le tracé offre alors des lignes saillantes, perpendiculaires, de plus en plus étendues, comme, d'ailleurs, les convulsions cloniques, jusqu'à la fin de cette période.

La durée de la période clonique est d'environ 30 secondes ; celle-ci est suivie du repos complet, de la résolution de tout le corps, que le tracé indique par une ligne droite régulière. Pendant la période clonique, on voit, sur la ligne B, la pression carotidienne s'abaisser ; de 17, elle descend à 7 centimètres ; puis, elle se relève de nouveau pour atteindre 15 et redescendre à 14, qui équivaut à la pression normale. En outre de la pression, le tracé donne,sur l'état du cœur, des indications pleines d'intérêt, anologues à celles déjà obtenues avec le kymographion de Ludwig(1), c'est-à-dire que les battements se ralentissent au point d'accomplir une révolution cardiaque dans un espace sept ou huit fois plus long qu'à l'état normal ; puis, le cœur reprend son rhythme ordinaire, et le tracé présente les grandes courbes isochrones avec la respiration, et les petites ondulations qui répondent au pouls.

Il résulte donc de ces expériences que, pendant la période tonique de l'attaque d'épilepsie, la tension artérielle s'élève et le cœur semi-tétanisé bat avec plus de fréquence ; à la période clonique, au contraire, les battements cardiaques se ralentissent ; la systole et la diastole s'accomplissent avec une lenteur extrême, pour reprendre plus tard leur rhythme normal. Ces deux états opposés du cœur à la période tonique et à la période clonique font concevoir deux mécanismes différents de mort par le cœur : à la période tonique, c'est le tétanos du cœur qui suspend la circulation ; dans la seconde période, c'est la syncope qui produit le même résultat ; et, suivant que le sujet est mort à la première ou à la seconde période, on trouve à l'autopsie le cœur en systole complète, vide de sang et comme tétanisé, ou bien, au contraire, en diastole et gorgé de caillots.

Dans l'attaque d'épilepsie ordinaire, les mouvements convulsifs sont absolument semblables à ceux de l'attaque provoquée par l'essence d'absinthe, néanmoins, comme cette assertion pourrait être combattue, je suis heureux de vous montrer à cette occasion un autre tracé obtenu par M. le. Dr Briand sur un épileptique âgé de 16 ans (*Fig*. 8).

Le tambour récepteur du myographe de M. Marey a été appliqué sur le muscle sterno-cléido-mastoïdien. En

(1) Magnan. — *Loc. cit.*

comparant ces deux tracés, vous verrez que la courbe est absolument semblable dans les deux cas. Cette dernière figure vous prouve également que les secousses ne sont pas limitées aux membres, mais intéressent tout aussi bien les autres muscles. Chez l'homme comme chez le chien, pendant la période tonique, les mouvements sont très rapides et n'offrent que peu d'amplitude tandis qu'au contraire, dans la période suivante, les scillations, deviennent de moins en moins fréquentes et de plus en plus grandes pour décroître ensuite graduellement et cesser enfin tout à coup. Les flexuosités qui se montrent à la fin de la courbe sont dues aux battements carotidiens, transmis à l'appareil enregistreur par le sterno-cléido-mastoïdien.

Je vous ai dit, dans la description de l'attaque, que les membres se raidissaient presque toujours inégalement, c'est-à-dire avec prédominance soit dans un membre, soit dans un des côtés du corps, et l'on peut prédire à l'avance que, pendant la période clonique de la même attaque, il y aura prédominance des mouvements convulsifs dans le même côté. On comprendra d'ailleurs qu'il ne puisse guère en être autrement : n'avons-nous pas vu, en effet, dans la description de l'aura, que ce phénomène se manifestait habituellement en un point localisé du cerveau? De même, au début de l'attaque proprement dite, la totalité de la région motrice n'est pas affectée : certains points sont plus excités que d'autres, et cette excitation, plus grande, doit forcément se manifester par une prédominance dans les convulsions des membres correspondants. Dans la période épileptoïde de la grande attaque d'hystérie, les mouvements sont, au contraire, plus uniformément généralisés avec la même énergie des deux côtés.

Il faut remarquer aussi que les évacuations alvines se font par deux mécanismes différents ; c'est d'abord la contraction tonique des fibres intrinsèques des organes qui force les matières à sortir de leurs réservoirs musculaires ; à la seconde période, c'est à la suite d'un simple relâchement des orifices qu'elles s'échappent.

La salive spumeuse qu'on voit à la bouche des épileptiques est due à l'agitation des mucosités sanguinolentes par l'air expiré spasmodiquement.

Je ne saurais trop attirer votre attention sur deux signes essentiels qui vous serviront souvent dans le diagnostic de cette terrible affection : la morsure de la langue se traduisant souvent par des taches de sang sur l'oreiller ; l'urine que les malades trouvent quelquefois dans leur lit en se réveillant et dont ils ne peuvent s'expliquer la présence.

Comme beaucoup d'épileptiques ignorent absolument leur maladie et n'en conservent aucun souvenir, inconscients qu'ils sont de leurs crises, surtout dans l'épilepsie nocturne, il vous faudra, dans presque tous les cas, avoir recours à la famille ou à l'entourage pour obtenir des renseignements sur les secousses qu'ils auraient pu présenter pendant la nuit et le ronflement qui se manifeste souvent comme phénomène consécutif.

L'attaque est habituellement unique, mais elle peut également se manifester par plusieurs accès subintrants que Trousseau dénomme attaques imbriquées ; dans les cas de ce genre, comme l'ont nettement démontré MM. Charcot et Bourneville, il y a toujours élévation de température. Dans l'hystérie, au contraire, quelle que soit la durée de la crise, la température reste normale. C'est, vous le voyez, un signe important pour le diagnostic différentiel. MM. Charcot et Bourneville distinguent deux états : l'un convulsif, l'autre méningitique, qui, s'ils durent un certain temps, peuvent se terminer par la mort.

Vertige. — Le vertige est une manifestation fréquente de la névrose qui nous occupe ; quelquefois même il en est la seule manifestation. Le phénomène caractéristique et principal de cet état se réduit à quelques convulsions localisées en une faible portion du corps, le plus ordinairement quelques muscles de la face, avec perte de connaissance. C'est, comme on le voit, une attaque atténuée, qui parfois aussi s'accompagne de l'émission involontaire d'urine. Ses conséquences sont les mêmes que celles de la grande attaque, et, malgré l'appareil symptomatique relativement peu compliqué qui lui est propre, il est loin d'avoir le caractère de bénignité qu'on pourrait être tenté de lui attribuer. Les troubles intellectuels, en effet, y sont prédominants ; la sphère motrice n'est que peu affectée : S'il est assis, le malade ne tombe pas, quelquefois même, s'il est debout, il a le temps de prendre un appui pour prévenir sa chute ; ce qui frappe le plus en lui à ce moment, c'est l'étonnement qu'il manifeste de la sollicitude qu'on lui montre sans qu'il s'en explique la cause. Il peut aussi, à ce moment, être pris d'un délire spécial sur lequel nous aurons à revenir.

Absence. — Dans l'absence, l'attaque est plus circonscrite encore : elle se réduit à un vertige auquel manquent les troubles de motilité, et se borne à la perte de connaissance. Un individu, au milieu d'un travail quelconque, laisse tout à coup tomber l'objet qu'il tient à la main, suspend son occupation, et, au bout de quelques secondes, la reprend où il l'avait laissée. Voilà l'absence.

Quant au délire épileptique isolé, c'est-à-dire qui n'est précédé d'aucune des manifestations que je viens de décrire, il constitue ce qu'on désigne du nom d'*épilepsie larvée* ; les diverses localisations de la couche corticale expliquent très bien qu'une décharge, limitée aux lobes frontaux, n'amène qu'un trouble intellectuel, de même qu'elle déterminerait simplement des troubles de la motilité si elle se cantonnait dans les circonvolutions frontales ou pariétales ascendantes, ou encore dans le lobe paracentral, régions qui constituent, vous le savez, la zone motrice.

C'est par un mécanisme analogue que l'excitation électrique de l'écorce cérébrale chez le chien produit, comme vous l'avez vu dans l'expérience que M. François Franck a bien voulu faire sous vos yeux, des secousses dans les pattes correspondantes.

Quand, chez l'homme, la décharge éclate plus en arrière, sur les lobes pariétaux, le pli courbe, le lobe occipital, ou sur les circonvolutions temporales, elle donne lieu à des phénomènes sensoriels : hallucinations du goût, de l'ouïe, de la vue, de l'odorat, ou à des troubles de la sensibilité générale. Il y a là une mine féconde pour l'étude des localisations cérébrales, et, le jour où nos moyens d'investigation nous permettront de retrouver chez l'épileptique une lésion localisée en un point quelconque de sa substance corticale, nous pourrons affirmer que l'aura dont elle avait été le point de départ donnera exactement le rôle dévolu à cette région.

Vous connaissez maintenant, Messieurs, l'attaque épileptique, cette manifestation si émouvante de la grande névrose convulsive, dont l'invasion brusque vient surprendre le malade dans les conditions les plus inattendues. Comme l'attaque épileptique est absolument indépendante de toute cause extérieure et que, même dans les cas où nous pourrions la produire, nous nous garderions bien de nous y risquer, car elle est loin d'être toujours inoffensive, je tiens maintenant à vous rendre témoins d'une attaque de grande hystérie, facile à provoquer, sans le moindre danger pour la malade.

Mathilde M... est dans sa vingt-troisième année ; pas d'accidents convulsifs dans la première jeunesse, mais, à l'âge de 12 ans, elle fut prise de danse de Saint-Guy, et, peu après, d'attaques d'hystérie, qui augmentèrent graduellement d'intensité et de fréquence. Elle a été traitée plusieurs fois à la Salpêtrière, pour différentes manifestations du même ordre, entre autres, pour se débarrasser d'une contracture des bras consécutive à une attaque. Elle n'avait rien éprouvé depuis 18 mois, lorsque, en octobre 1880, elle dut entrer dans le service pour de l'excitation maniaque qui lui survenait dans l'intervalle des attaques, à ce moment très rapprochées. Elle venait de faire, quelques jours auparavant, un avortement attribué à des emménagogues (absinthe, armoise), mais dont on devrait, en réalité, rechercher la cause dans une syphilis datant de quelques mois. Vous pouvez, encore aujourd'hui, constater l'existence de zones épileptogènes, un peu au-dessous de l'ovaire gauche et au niveau de la dernière dorsale et de la première lombaire. Il est facile de l'endormir par la fixation des yeux et de déterminer chez elle la catalepsie en excitant sa rétine par une lumière vive, telle que la lampe au magnésium. Dans l'état somnambulique, elle offre de l'hyperexcitabilité musculaire, et, dans l'état cataleptique, on peut provoquer chez elle ce phénomène que Braid désigne du nom de *suggestion*.

Vous voyez que la simple pression d'une des zones épileptogènes de cette malade suffit à développer une grande attaque d'hystérie, avec les quatres périodes signalées par M. Charcot, très bien dessinées : la première (période épileptoïde), nous fournit une ébauche assez complète de l'attaque épileptique, avec convulsions toniques, convulsions cloniques, suivies de stertor et de résolution.

Sans vouloir m'appesantir sur ce singulier bruit de piston de locomotive que présente notre malade, ni sur le sifflet qu'elle fait entendre, comme pour annoncer l'arrivée d'un train, je tiens à attirer votre attention sur les différentes attitudes passionnelles qu'elle prend, attitudes qui sont complètement en rapport avec des hallucinations d'un ou de plusieurs sens. Vous le voyez, le jeu de sa physionomie, pleine d'expression, nous montre très nettement le caractère et la nature de ses hallucinations, tantôt pénibles, tantôt gaies. C'est en étudiant des phénomènes de ce genre, phénomènes qu'on peut provoquer à volonté, qu'on arrive à s'expliquer la soudaineté des impulsions et des actes dans les formes mentales où prédominent les troubles hallucinatoires. Cet état, si étrange d'automatisme, dans lequel la conscience est entièrement suspendue de même que le souvenir, se rapproche extrêmement de la folie épileptique; la décharge, suivant la théorie de Jackson, paralyse, pendant un certain temps, l'action d'un ou plusieurs des centres nerveux supérieurs, et la suppression de l'action directrice permet alors le développement d'une action automatique plus grande. C'est pourquoi je tenais à vous montrer cette malade. Pour arrêter son attaque, vous voyez qu'il suffit d'une légère pression sur l'ovaire. Nous pourrions, de même, arrêter dans leur marche les différents stades de chaque période, qui se trouvent ainsi subordonnés à une influence extérieure. Je n'ai pas besoin de vous dire qu'on peut presser indéfiniment sur l'ovaire d'une épileptique sans jamais arrêter ni retarder son attaque.

TROISIÈME LEÇON

Responsabilité des épileptiques. Délire. Actes. Impulsions.

Sommaire. — De la responsabilité des épileptiques : Opinion de Zacchias au point de vue du sacerdoce.

Epileptiques sans délire et épileptiques aliénés.

Folie momentanée : Observation d'un épileptique homicide ; délire inconscient. — Observation d'un épileptique délirant chronique ayant des accès de délire paroxystique inconscient.

Epilepsie tonique : Observation d'un accès de délire ambitieux, inconscient, survenu chez un buveur d'absinthe.

Actes des épileptiques : Parfois risibles, ils peuvent devenir très graves dans certaines circonstances.

Continuation automatique, après l'*ictus*, d'un acte conscient : Une mère étouffe un enfant sous un matelas ; un mélancolique qui avait projeté un suicide se jette inconsciemment dans la Seine, à la suite d'un vertige.

Répétition des mêmes actes à chacune des attaques.

Le délire épileptique peut prendre les allures d'un phénomène somnambulique : Observation d'un épileptique qui se pend avec les mêmes précautions qu'un mélancolique ordinaire.

Messieurs,

Les troubles inconscients de l'intelligence, rattachés à la maladie qui nous occupe, présentent des degrés infinis, depuis la simple obnubilation de l'esprit, jusqu'au coma le plus profond. Dans tous les cas où un délire se manifestera sous l'influence de l'attaque ou du vertige, le sujet ne doit pas encourir la responsabilité de ses actes.

Il y a déjà longtemps qu'on se préoccupe de l'état mental des épileptiques, et quelques auteurs, ne tenant pas compte des modalités diverses sous lesquelles ils peuvent se présenter, établissaient, comme règle générale, l'irresponsabilité de ces malades pendant une période de temps uniforme pour tous. Un auteur romain, Paul Zacchias (*Quæstiones medico-legales Romæ*, 1621), qui avait fait de l'épilepsie une étude approfondie, très préoccupé de cette névrose au point de vue des devoirs du sacerdoce, déclarait incapable de dire la messe tout prêtre venant d'avoir une attaque, et admettait l'irresponsabilité de l'épileptique pour les actes commis trois jours avant et trois jours après l'attaque.

Les faits cliniques ne peuvent être ainsi soumis à une mesure fixe : ou bien la phase d'irresponsabilité dépassera les limites extrêmes, ou bien, au contraire, ne durera qu'un temps très court. Toute limite établie d'avance entraînerait nécessairement à des erreurs de jugement.

On a d'ailleurs longuement discuté pour établir la durée exacte de cette irresponsabilité. Une pareille question ne pouvait être résolue par une formule générale; chaque cas doit être étudié isolément, et, aujourd'hui, je me propose de vous présenter un certain nombre de faits qui vous permettront, en les comparant à ceux que vous pourrez observer, d'apporter plus de précision dans le diagnostic et l'appréciation des actes des épileptiques et de fournir des preuves solides à la médecine légale.

Ce serait une erreur très grave de prendre tous les épileptiques pour des aliénés ; à chaque instant, nous en coudoyons dans le monde, qui, tantôt complets, tantôt simples vertigineux, ne présentent dans l'intervalle de leurs attaques aucun désordre mental et gardent toute l'intégrité de leurs facultés intellectuelles, sans avoir même ce caractère difficile, à la fois irritable et obséquieux que présentent beaucoup d'entre eux. Mais, il n'en est pas toujours ainsi, à la vérité; quelques-uns présentent immédiatement avant, ou plus souvent immédiatement après leurs attaques, des troubles intellectuels d'un ordre tout à fait spécial, dont je vous ai déjà parlé, et que nous allons maintenant étudier. Ces troubles, tantôt de courte durée, constituent la folie momentanée; tantôt plus prolongés, sont désignés sous le nom de folie épileptique. Ils se manifestent le plus ordinairement après l'attaque, et il est exceptionnel de les voir la précéder.

Folie momentanée. — Quand il précède l'attaque, le trouble mental prodromique consiste le plus ordinairement en un changement de caractère, avec pesanteur de tête, tristesse, inaptitude au travail, inquiétudes, dépression, pendant lequel le malade profère quelquefois des injures, exerce des violences, ou, au contraire, mais plus rarement, se montre gai, content.

Il faut bien se garder de confondre cet état avec l'aura, bien qu'il s'en rapproche par certains points. Il en diffère par la durée : car l'aura est un phénomène presque instantané; cet état, au contraire, peut persister plusieurs heures. Les épileptiques présentent, à cette période, une plus grande irritabilité et peuvent se livrer à des actes de violence dont, dans une certaine mesure, ils apprécient la valeur, sur des personnes contre lesquelles ils nourrissaient des idées de haine et de vengeance. Si le trouble intellectuel dépasse certaines limites, l'acte devient absolument inconscient, et, s'ils frappent dans cet état, ce n'est plus ceux dont ils croient avoir à se plaindre ; leurs violences, suscitées par des hallucinations, s'exercent alors contre tout le monde et contre toutes choses, sans aucune distinction.

Le délire qu'on observe pendant l'attaque ne se montre qu'avec l'absence ou le petit mal, c'est-à-dire le vertige suivi de quelques spasmes musculaires. Il semble même, dans quelques cas, remplacer complètement la crise, soit que celle-ci, réduite à une absence très atténuée, passe inaperçue, soit qu'elle ne s'accompagne d'aucun phénomène physique extérieur, troubles vaso-moteurs ou autres : la décharge épileptique, dans ce cas, ne frappe que les centres supérieurs, purement psychiques.

Ce délire paroxystique arrivant seul, sans l'appareil ordinaire des phénomènes physiques, constitue l'état désigné sous le nom d'*épilepsie larvée.* Le choc cérébral ainsi limité n'en est pas moins énergique, et le trouble mental est tout aussi intense que dans les cas habituels. D'ailleurs, l'expérience n'a-t-elle pas démontré que le vertige, que l'absence, qui sont les symptômes en apparence les plus bénins, altéraient plus promptement et plus profondément l'intelligence que la grande attaque elle-même ? Quoi qu'il en soit, ce délire est inconscient, il se reproduit toujours de la même manière chez le même sujet, et, à l'inverse de toutes les autres formes d'aliénation mentale, il se développe brusquement et cesse aussi avec la même rapidité.

C'est ce qui a été observé chez un garçon de 18 ans, qui n'a jamais présenté d'attaques convulsives, mais dont quelques troubles intellectuels, revenant d'une façon intermittente, pouvaient faire songer à la nature épileptique des accidents.

Par une nuit d'orage, Philibert se lève, marche dans sa chambre, s'exalte, parle avec emphase, prétend assister à la création. Il ne prête nulle attention aux prières de sa mère qui l'engage à se calmer et à se reposer, et, le matin, à 5 heures, il descend nu-pieds, armé d'un couteau qu'il a pris à la cuisine, il sort dans la rue, marche devant lui et frappe mortellement un malheureux ouvrier qui se trouve sur son passage. Il continue sa route, le couteau ensanglanté à la main, gesticule, prêche, déclame, absolument étranger à tout ce qui l'entoure.—Arrivé à Sainte-Anne, il est dans un état d'excitation extrême, son regard est farouche, il se précipite sur tout le monde, brise tout ce qui lui tombe sous la main. Par moments, il s'arrête, ses yeux deviennent fixes, il redresse la tête et reste en extase. On ne peut obtenir aucune réponse et l'on ne peut fixer son attention. Au bout de six jours, l'accès prend fin, le calme et la lucidité reviennent, mais Philibert ne se souvient absolument de rien.

Cet accès de délire maniaque à début brusque, à chute rapide, avec l'inconscience, les idées mystiques, ne pouvait se rattacher qu'à l'épilepsie, et c'était bien là un accès larvé. Remontant, en effet, dans le passé du malade, on apprenait qu'à plusieurs reprises s'étaient montrés des malaises qui s'accompagnaient d'un trouble mental passager, pendant lequel le malade se livrait à des fugues inconscientes, quittait la maison, errait à l'aventure, et, après une absence parfois de deux jours, rentrait harassé de fatigue, ne pouvant rendre nul compte de ce qu'il venait de faire. A ce moment, très maître de lui, il déplorait cet état étrange qui lui enlevait ainsi, momentanément, la possession de lui-même. Ces accidents n'étaient autres que des vertiges, et probablement l'accès maniaque avait été précédé d'un choc de ce genre.

Ce sont ces états que certains manigraphes ont appelé folie périodique, folie transitoire, folie instantanée. Dans ces cas, je le répète, la décharge se limite aux régions psychiques de l'encéphale et ne donne lieu à aucun trouble moteur. Quelques auteurs, Falret en particulier, pensent qu'il existe des folies transitoires ou instantanées absolument indépendantes du mal comitial ; mais, il est bon d'observer que ces folies deviennent plus rares à mesure qu'on étudie mieux l'épilepsie, et probablement c'est à elle seule qu'on parviendra peu à peu à les rattacher toutes. Quand aux impulsions qui accompagnent ces accès de folie, ils peuvent se produire, ainsi que l'a signalé Tardieu, dans l'idiotie, l'alcoolisme, l'hystérie, chez les femmes enceintes, les nouvelles accouchées, et aussi chez les dégénérés.

Le délire épileptique peut, on le voit, se montrer exceptionnellement avant la crise, ou même la remplacer ; cependant, c'est surtout après qu'il apparaît le plus habituellement. Ses manifestations sont toujours des plus graves, et, quelque long que soit le délire, il est toujours inconscient. On ne saurait trop insister sur ce caractère, et les malades que nous allons voir en démontreront bien mieux l'importance que toutes les dissertations qu'on pourrait tenter sur ce sujet.

Voici d'abord un homme, H.... Gustave, 32 ans, forgeron, qui vient d'entrer récemment dans le service. Sa mère était épileptique, devenait subitement pâle, perdait connaissance et présentait de petites secousses dans la face. Un frère est épileptique et est prévenu de ses attaques par un goût de sang qui lui arrive dans la bouche. Le père, qui était ivrogne, est mort infirme à Bicêtre. Un cousin germain maternel, curé, est atteint de délire chronique. Gustave, sous l'influence de cette hérédité complexe, est à la fois épileptique et délirant chronique ; il a des hallucinations de nature mystique, est en communication avec Dieu, le soleil, la lune et les étoiles, s'occupe d'inventions et d'astrologie, et se plaint de persécutions. G., comme un vésanique ordinaire, conserve un entier souvenir de ce dernier délire. D'après les renseignements recueillis, il aurait eu une enfance malheureuse, en butte aux mauvais traitements de son père. A huit ans, il a fait une chute dans un escalier, mais nous ne pouvons pas la rattacher sûrement à sa maladie. Il n'en est pas de même d'une autre chute qu'il a faite six ans après dans la Seine : il fut en effet pris d'un vertige pendant qu'il pêchait à la ligne, et, tombant à l'eau, il allait infailliblement périr quand on le retira. Une fois hors de l'eau, il parut tout surpris de voir ses vêtements mouillés et ne se rappela pas ce qui venait de se passer. Dans sa 21e année, il eut deux attaques nettement constatées dont l'une l'entraîna encore une fois à l'eau. A 24 ans, il fut réformé du service militaire pour épilepsie. Depuis lors, les attaques sont devenues très fréquentes.

Une heure à l'avance, elles s'annoncent par des prodromes toujours les mêmes : le malade devient triste, sombre, taciturne, puis sent un goût âcre de sang dans la bouche et tombe ensuite brusquement à terre en perdant connaissance. Après l'attaque, il reste hébété, il se brosse, se frotte les mains, secoue ses habits, ou bien, au contraire, il est pris, pendant une heure ou deux, d'un véritable accès de délire inconscient. Un jour, par exemple, il casse, en passant dans la rue, le volet d'une boutique, sans en garder le souvenir ; une autre fois, il prend par le cou une femme qu'il ne connaissait pas, cherche à l'étrangler, et reçoit à cette occasion deux coups de manche à balai du mari qui venait au secours de sa femme. Conduit aussitôt au poste, il reste quelque temps silencieux, hébété, et ne conserve nul souvenir de la scène qui vient de motiver son arrestation. Parfois, après un vertige, il lui arrive de saisir à pleines mains le fer qu'il forge et en reprenant connaissance de demander d'où lui vient la brûlure qu'il ressent.

Dans l'épilepsie acquise, par exemple l'épilepsie absinthique, les choses se passent absolument comme dans l'épilepsie congénitale.

Paul H..., jardinier, âgé de 42 ans, entre à Sainte-Anne pour la sixième fois. Il est fils d'ivrogne et jouissait cependant dans sa première enfance d'une bonne santé habituelle. En 1855, il entre au service militaire, reste 14 ans sous les drapeaux, faisant de nombreux excès d'eau-de-vie et surtout d'absinthe. Il ignore s'il a eu des crises à cette époque, mais il sait être resté trois mois à l'hôpital pour un tremblement et aussi parce qu'il avait des hallucinations. Libéré du service en 1869, il continue ses excès d'absinthe, et, en 1870, il est pris de sa première attaque. Celles-ci sont fréquentes au début et atteignent le chiffre de 15 dans les 24 heures, un jour qu'il avait fait de nombreuses libations d'absinthe. Elles diminuent bientôt, après un traitement à l'Asile, au point de lui permettre de reprendre du service pendant la guerre. En juillet 1871, il entre à Sainte-Anne pour la deuxième fois à la suite d'attaques qui l'avaient frappé sur la voie publique. Il présentait à ce moment du délire alcoolique dont il se souvient encore du reste, voyait et entendait des Prussiens qui le poursuivaient, se croyait entouré de flammes et se sentait mordu par des rats et des chiens. A trois reprises différentes nous l'avons traité pour les mêmes accidents.

En février 1877, à la suite d'une attaque survenue sur la route de Saint-Denis, d'où il revenait après avoir encore bu beaucoup d'absinthe, il est pris tout d'un coup d'excitation avec idées ambitieuses : il se croyait le comte de Chambord et invectivait les passants qu'il prenait pour ses domestiques. Il fut arrêté et ramené dans le service. A son arrivée, il ne se rappelait absolument aucun des faits qui avaient motivé son arrestation.

Voilà donc un homme devenu épileptique par suite d'excès d'absinthe, qui présente par moments un délire transitoire et inconscient dont il ne conserve nul souvenir, alors qu'il se rappelle parfaitement ses hallucinations liées à l'alcoolisme.

Une récente communication de M. Lancereaux à l'Académie de médecine m'engage à attirer votre attention sur les caractères de ces attaques ; vous verrez qu'elles ne peuvent être confondues avec l'hystérie. H... est quelquefois prévenu de la crise par des lueurs rouges ou jaunes qui passent devant ses yeux ; puis il pâlit légèrement, ses bras se raidissent, sa main droite vient se placer dans la gauche, il pousse un cri, s'incline du côté droit et tombe comme une masse de ce même côté, en pleine convulsion tonique, les pouces maintenus dans les mains, la bouche entr'ouverte, les muscles de la face fortement contractés, les yeux portés en haut et à gauche sans dilatation pupillaire. Les convulsions cloniques qui surviennent peu après n'ont qu'une très courte durée, s'accompagnent de cyanose de la face et d'écume aux lèvres; elles sont bientôt suivies de stertor et d'hébétude pendant une dizaine de minutes. Ces symptômes ne peuvent être rattachés qu'au morbus sacer.

Quelques épileptiques ont eu, dans le cours de leur existence, plusieurs accès de folie momentanée liés à leur névrose, qui sont presque passés inaperçus pour l'entourage le plus intime. Les actes bizarres accomplis par les malades sont pris par la famille pour de simples bizarreries de caractère et n'attirent que fort peu son attention, tant qu'ils ne sont suivis d'aucun accident.

Une femme, qui vient à la consultation gratuite depuis 1870 et qui doit au traitement qu'elle suit, de pouvoir vivre au dehors malgré sa névrose, a présenté après quelques-unes de ses attaques des périodes délirantes d'une certaine durée sur lesquelles je ne saurais vraiment trop insister: Henriette B... est âgée de 42 ans et n'offre rien de particulier dans ses antécédents héréditaires. Il y a 15 ans, cinq mois après un accident auquel elle attribue sa maladie, elle s'aperçut de son premier vertige, voici comment : Un jour, au milieu d'une conversation, on la voit pâlir, restant immobile sur sa chaise, faire de petits mouvements de déglutition puis s'écrier : « Où est donc Henri? » Revenue à elle un instant après, elle est toute surprise de l'écume qu'elle à la bouche et se montre absolument ignorante de ce qui vient de se produire. Actuellement, on est prévenu de son attaque, environ 24 heures à l'avance, par un changement dans son caractère : elle devient arrogante, méchante, se répand en injures contre sa fille et son mari qu'elle cherche à frapper, tout en se rendant parfaitement compte de cet état, tandis qu'au contraire elle ne conserve nul souvenir de son délire post épileptique.

Une fois, à la suite d'une crise, elle frappe son mari et sort dans la rue; sa fille la suit; arrivée devant une gare, après une demi-heure de chemin : « Pourquoi sommes-nous ici ? » demande la malade.

Une autre fois, elle a un vertige dans une boutique de mercerie, se jette sur la marchande qui était enceinte, cherche à l'étrangler et revient ensuite chez elle. Quand on lui apprend ce qui s'est passé, elle affirme ne pas être sortie de sa maison. Plus tard, elle a une attaque au milieu de la rue ; les passants s'arrêtent, s'apitoyant sur son sort : « Que me voulez-vous, dit-elle, je ne suis pas une enfant, je sais me diriger, » puis elle se met à leur lancer des boules de neige. On la conduit chez un herboriste ; un passant lui remet ses gants qu'elle avait perdus : « Si vous attendez après ça pour vivre, vous pouvez les garder, » répond-t-elle. On lui offre de l'accompagner, elle se retire en disant : « Il n'est pas là. autant vaut-il que je parte, » et au bout de quelques minutes, ne garde aucun souvenir de cette conversation. Dernièrement encore, étant sur l'impériale d'un tramway, après un vertige, elle se jette entre les deux chevaux en passant par dessus le conducteur. Relevée immédiatement, elle croit que quelqu'un l'a poussée.

Les actes des épileptiques, dans cette phase de leur maladie, sont parfois simplement risibles, mais ils peuvent aussi, comme nous le verrons plus tard, être suivis de conséquences funestes.

Un jeune vertigineux, que j'ai eu l'occasion d'observer, cherchait à allumer les aiguilles de son réveil matin ; un autre saisissait une bougie et la croquait à belles dents pour la recracher quelques instants après.

Une cuisinière, après une absence, entassait dans son pot-au-feu des débris d'assiettes, des épluchures de légumes, du savon, une vieille chaussure et différents objets qui lui tombaient sous la main. Un individu entrait dans un magasin, payait ce qu'il achetait, et pris subitement de vertige continuait à déposer sur le comptoir tout l'argent qu'il avait dans sa poche.

Trousseau rapporte l'histoire d'un président de chambre qui, après un vertige en plein tribunal, quittait son fauteuil pour aller uriner dans un coin de la salle, se montrant ensuite très surpris des rires qu'il provoquait et dont il ne pouvait s'expliquer la cause. On trouve à la même source l'histoire d'un archidiacre qui, encensant l'évêque et pris tout à coup de vertige, se met à lui faire des grimaces, au grand étonnement de tous les fidèles.

N..., que je vous montrerai plus tard, se fait arrêter à l'église Saint-Roch, où il s'était déshabillé en criant : « Je veux montrer mon c... » Il affirme quelques instants après n'être jamais entré dans cette église.

Un autre malade, un garçon de banque chargé d'un recouvrement, avait, après un vertige, déchiré et jeté un billet de mille francs et se voyait conséquemment soupçonné de détournement. Fort heureusement pour lui, plusieurs personnes avaient été témoins du fait.

Un nommé B..., après une *absence* dans la rue, arrache la montre du gilet d'un passant et s'éloigne, la jetant dans le ruisseau. On le poursuit, on crie au voleur, on l'arrête ; il revient à lui un instant après, très surpris de se voir entouré de gens qui l'apostrophent, et oppose les dénégations les plus formelles au sujet de ce qu'il venait de faire ouvertement. Ce même homme rentrait quelquefois chez lui avec des objets dérobés de tous les côtés, et, un jour même, il a apporté à la maison un sac de pommes de terre ; sa mère, qui s'empressait de tout restituer, eut beaucoup de peine à en retrouver le propriétaire, car le malade ignorait où il l'avait pris.

A côté de ces actes, il s'en produit parfois d'autres beaucoup plus graves et d'un mécanisme un peu différent : Au milieu de certaines occupations, il peut survenir une *absence* qui n'empêche pas le sujet de continuer automatiquement une action commencée, comme fait le pianiste qui laisse courir ses doigts sur le clavier sans y porter aucune attention, et tout en poursuivant une conversation. Bien des accidents sont alors susceptibles de se produire, car tout contrôle intellectuel a disparu.

C'est ainsi qu'une femme, prise de vertige pendant qu'elle coupait des tartines de pain à ses enfants, continua à accomplir les mêmes mouvements et se fit au bras une blessure profonde avec le couteau (1). Un faucheur aiguisant sa faulx, surpris par un vertige, continuant avec la main droite son mouvement de va et vient, se fait de cruelles blesssures. Faut-il ajouter l'histoire d'une femme qui, allumant son fourneau, prend un charbon enflammé et se brûle profondément ?

Cette continuation des actes commencés a quelquefois des conséquences encore plus fâcheuses. Je pourrais multiplier les exemples, mais je me contenterai de vous présenter une malade, la femme P..., amenée dans le service dans des circonstances fort pénibles. Voici son histoire : Son père est mort paralysé et sa mère a été emportée pendant ses couches. Dans son enfance, jusqu'à neuf ans, notre malade a eu quelques convulsions ; à 22 ans, elle fut prise, pendant son premier accouchement, d'attaques d'éclampsie ; l'année suivante, elle fit un avortement au quatrième mois et resta six semaines malade, un peu hébétée et mélancolique. A 34 ans, elle eut un accès de mélancolie qui dura six mois ; dans cet intervalle, elle perdit absolument connaissance pendant 24 heures. En 1880, on s'aperçut de vertiges pour la première fois : à deux reprises différentes on l'a trouvée étendue sur le parquet, sans qu'elle ait conservé le souvenir de ces deux attaques ; depuis, elle est triste, se sent impuissante et a même des idées de suicide. Le 17 mai dernier, en faisant sa chambre, elle avait replié

(1) Hughlings Jackson. — *Des troubles intellectuels momentanés qui suivent les accès épileptiques.* In *Revue scientifique*, 19 février 1876.

son matelas du côté de la tête du lit et avait déposé son enfant sur l'autre moitié restée libre, puis, prise d'un vertige, elle avait rabattu sans y penser le matelas sur l'enfant et l'avait asphyxié. Son petit garçon, âgé de 7 ans, qui se trouvait présent et put ainsi rapporter le fait, se mit aussitôt à crier en appelant les voisins. Ceux-ci, à leur arrivée, trouvèrent la malade debout, immobile au milieu de sa chambre, ne proférant aucune parole : quand on souleva le matelas, l'enfant était mort. Augustine ignore encore aujourd'hui de quelle façon s'est produit cet accident ; elle sait que son enfant n'est plus, mais elle le croit mort depuis son entrée dans le service, par suite d'un manque de soins : « Ma santé maladive, dit-elle, m'a empêché de le soigner comme j'aurais voulu le faire. » Elle est assez indifférente à la perte de cet enfant qu'elle élevait au biberon. Aujourd'hui, cette malade est notablement améliorée ; il lui passe cependant encore quelques brouillards devant les yeux, et elle conserve le caractère particulier des épileptiques, c'est-à-dire qu'elle est parfois irritable à l'excès, parfois au contraire d'une amabilité exagérée.

Dans quelques cas, l'ictus épileptique n'interrompt pas une idée ou plutôt une tendance délirante, et, de même que nous avons vu les vertigineux continuer un acte commencé, de même l'épileptique peut poursuivre une idée qui, au moment du vertige, le préoccupe et s'est emparée entièrement de son esprit. Ainsi, un ouvrier bijoutier, âgé de 37 ans, atteint à la fois de délire mélancolique et d'épilepsie, s'était un jour assis sur un banc de la place du Châtelet. Profondément découragé, il avait résolu d'en finir avec la vie, lorsqu'un vertige survenant, il se lève, va droit au pont, enjambe le parapet et tombe dans la Seine. On lui porte secours et l'on parvient assez promptement à le tirer de l'eau. Revenu à lui, il se souvient de s'être assis près de la fontaine, mais il ignore comment il a pu tomber dans la Seine ; il ne s'est rendu compte de ce qui se passait qu'au moment où deux hommes s'approchaient, lui tendant une corde pour le sortir de l'eau. Il avait bien l'idée de se tuer, mais il ne se serait, disait-il, jamais jeté à la Seine parce que, sachant nager, il n'aurait pu se noyer.

Quelques vertigineux encore tentent de se suicider sans même avoir jamais eu cette idée précédemment.

L'un d'eux, Edmond P..., âgé de 21 ans, se perce, en novembre 1877, la poitrine de trois coups de tire-point, sous l'influence d'un vertige. En août 1879, se promenant sur la place de la Bastille, tout à coup, au milieu de la foule, sans se préoccuper des gens qui l'entourent, il entrouvre sa chemise et se plonge son couteau dans la région précordiale ; porté dans une pharmacie, il revient à lui, et se voyant blessé et couvert de sang, il demande avec étonnement ce qui s'est passé. L'année suivante, il fait encore en public deux tentatives dans les mêmes circonstances. Un autre jour, il frappe un camarade placé à côté de lui. Il ne conserve aucun souvenir de ces différents actes.

N..., François, à la suite de plusieurs vertiges, se précipite vers la fenêtre et son corps est déjà hors de la chambre quand sa femme parvient, en le saisissant par les jambes, à le maintenir ainsi suspendu jusqu'à l'arrivée des voisins. Il ne se souvient de rien. Plus tard N... cherche à se pendre à la fenêtre, une autre fois il se précipite dans la Seine et nie ensuite avoir fait ces tentatives.

Célestine, âgée de 32 ans, atteinte à la fois d'épilepsie et de délire mélancolique, fait plusieurs tentatives de suicide après des vertiges ou des attaques et n'en garde aucun souvenir ; vers la même époque, dans un accès mélancolique, elle avale de l'eau de cuivre, une préparation de strychnine et fournit sur ces deux tentatives de suicide indépendantes de l'épilepsie, tous les renseignements que l'on désire.

La femme D..., après une attaque, veut se précipiter par une fenêtre ; une autre fois elle avale des épingles sans s'être jamais souvenue de ces deux accidents.

Une tentative de suicide des plus curieuses dans l'ordre d'idées qui nous occupe est celle accomplie dans les circonstances suivantes. On verra que cet acte, dont la préparation était assez bien combinée, avait toutes les allures d'un phénomène somnambulique.

Voici l'observation : Depuis quelques années, G... Alfred, âgé de 40 ans, voit passer par moments un brouillard devant ses yeux ; il attribue cet état à la fatigue que lui cause sa position d'employé d'octroi et prend à plusieurs reprises un congé de quelques jours pour se reposer. D'après les renseignements fournis par la famille sur ces malaises, il nous a été très facile d'établir que c'étaient de véritables vertiges.

On ne connaît pas les antécédents héréditaires d'Alfred, ce qu'on sait de lui, c'est qu'il prenait beaucoup d'absinthe. Le 4 octobre, il a un accès de délire alcoolique avec hallucinations, frayeurs. Ses camarades, ne le voyant pas arriver pour prendre son service, viennent demander de ses nouvelles et le trouvent barricadé dans sa chambre. Ils frappent, mais n'obtenant pas de réponse, descendent dans la rue pour l'appeler par la fenêtre ; à ce moment, le malade très effrayé les prenant, comme il le dit plus tard, pour des voleurs et des brigands, leur jette ce qui lui tombe sous la main : vaisselle, pelles, pincettes et matelas. Malgré cette scène, il ne fut pas arrêté. Le 7 octobre, une voisine qui nous rapporta le fait, l'entendant remuer et n'osant sortir de chez elle, regarda à travers le trou de la serrure et aperçut Alfred qui plantait un clou sur le pallier, allait ensuite chercher une corde, se la passait autour du cou et se pendait. La voisine attérée se mit à crier, appella au secours, les locataires intervinrent et coupèrent aussitôt la corde.

Le soir même, le malade entrait à Sainte-Anne.

A son arrivée, il se souvenait très nettement du siège soutenu contre les voleurs, des cris, des hallucinations auxquels il était en proie, mais niait absolument avoir voulu se pendre. « Je possédais, disait-il, d'assez fortes sommes chez moi et si j'avais pensé à la mort, j'aurais commencé par les dépenser avant de me suicider, et puis du reste, ajoutait-il, comment voulez-vous que je sois assez bête pour me pendre devant la porte quand il eût été si facile de me pendre chez moi. » Comme il portait encore autour du cou le sillon parcheminé caractéristique de la pendaison, et qu'il n'y avait pas à douter de la sincérité des renseignements, G... sans se déconcerter attribuait de très bonne foi cette marque au rasoir de son barbier, qui l'aurait coupé sans qu'il s'en aperçût. Grâce à ses excès alcooliques, il avait même échafaudé toute une histoire sur ce délire : « Ce sont, dit-il, les voleurs et les brigands que j'ai vus chez moi qui cherchent à me faire passer pour un pendu ; ils m'en veulent parce que je me suis défendu quand ils ont fait le siège de ma chambre. »

J'ajouterai, en terminant, que ce malade présente encore une morsure profonde de la langue ; il ne peut l'expliquer, bien qu'il lui soit déjà arrivé de se réveiller le matin avec une blessure semblable. Il urine aussi parfois au lit sans s'en apercevoir. Il a eu du reste de nouvelles attaques dans le service (1).

J'ai choisi à dessein ce dernier fait, parmi beaucoup d'autres, pour vous prouver que la lucidité qui semble présider à l'accomplissement des actes, dans le délire

---

(1) D'après des renseignements récents, ce malade qui se trouve actuellement dans un autre service, aurait fait, depuis une nouvelle tentative inconsciente de suicide, dans des conditions semblables, pendant un accès de délire post épileptique. M. B.

épileptique, peut quelquefois en imposer, à cause des précautions prises par certains malades. Ces faits là ne sont pas communs.

En général, on ne doit pas trop se hâter de rendre à la liberté un épileptique qui, dans ses accès précédents, a commis quelques violences; car il ne faut pas oublier qu'il est susceptible d'en commettre d'autres dans des circonstances analogues. Si, les premières fois, elles n'ont pas eu de conséquences trop fâcheuses, il est rare qu'elles ne finissent pas par avoir de terribles effets. Et cependant nous sommes bien loin de la façon d'agir des mélancoliques ou des persécutés qui hésitant longtemps devant la tentative de suicide, sont souvent même obligés de boire pour s'exciter, avant d'avoir le courage d'accomplir l'acte qui leur répugne et dont ils ont parfaitement conscience, tandis que, vous l'avez vu, l'épileptique agit tout autrement : A la soudaineté de ses impulsipns, se joint toujours l'inconscience et par suite la perte du souvenir.

QUATRIÈME LEÇON

Responsabilité des épileptiques. Délire. Actes. Impulsions. (Suite et fin.)

Sommaire. — Folie épileptique : Les grands accès de délire épileptique ne diffèrent de la folie momentanée, que par leur durée.

Observation d'un vertigineux homicide dont le délire inconscient a duré plusieurs jours.

Faut-il séquestrer pendant toute leur vie les épileptiques homicide ? A quel moment doit-on les rendre à la la liberté ?

Condamnation d'un épileptique injuriant des magistrats, dans un accès de délire consécutif à une attaque.

Observation d'un malade qui pendant un accès de folie épileptique se croit fils de Dieu et veut immoler sa femme; lucidité apparente.

Messieurs,

Folie épileptique. — Les grands accès délirants, qui ne diffèrent des accès momentanés que par leur durée et leur plus grande intensité, suivent en général une série d'attaques; toutefois, ils peuvent se produire après un vertige. Comme nous l'avons vu pour l'épilepsie larvée, les accès se montrent tout aussi violents, que la décharge ait eu lieu sur les centres supérieurs de l'encéphale seulement, ou sur les autres centres moteurs et psychiques à la fois. Ces accès que, selon leur degré d'intensité, Falret appelait petit ou grand mal intellectuel, arrivent tantôt immédiatement après l'attaque, tantôt au bout de quelques heures et peuvent se prolonger quinze jours ou même trois semaines.

Le grand mal se présente sous les dehors de la manie ou de la mélancolie avec délire général et excitation. Habituellement toutefois, le délire est plus suivi, moins incohérent dans le morbus sacer que dans la manie simple ; ce fait est d'autant plus surprenant que l'inconscience est absolue dans le premier cas, tandis que les maniaques se souviennent la plupart de leurs actes. Chez quelques épileptiques, ce délire, d'abord général, tend à se circonscrire. Après un langage incohérent, on voit alors se dessiner un délire partiel qui, du reste, peut tout aussi bien se présenter d'emblée. Il est souvent de nature mystique, quelquefois aussi c'est un délire de persécution, un délire ambitieux; dans quelques cas plus rares, ce sont les idées érotiques qui prédominent; ou bien encore le malade profère des injures, des menaces, des obscénités et se montre d'une extrême violence.

L'accès débute brusquement et l'on n'observe pas la période d'incubation souvent longue des vésanies ordinaires; le délire s'accompagne presque toujours d'hallucinations qui sont le point de départ des actes les plus graves.

En général, ces hallucinations arrivent brusquement; mais, dans quelques cas, leur évolution est un peu plus lente. Ainsi, chez un jeune homme de 22 ans, après trois attaques dans une seule journée, survinrent des hallucinations de la sensibilité générale ; il prétendait se sentir attiré par une force irrésistible vers le haut du lit; « un fluide, disait-il, s'échappe de ma tête et m'entraîne vers la muraille » ; (d'autres fois la propulsion avait lieu aux pieds, puis c'était autour des mâchoires) ; le lendemain, une quatrième attaque eut lieu et aux troubles de la sensibilité générale s'ajoutèrent des hallucinations de l'ouïe, de la vue, de l'odorat et du goût, des idées de persécution, des frayeurs, de l'agitation et des violences. L'accès dura cinq jours, mais, au quatrième jour, les hallucinations de la vue restèrent seules.

Nous avons déjà vu pour les accès momentanés qui suivent les attaques, les vertiges ou les absences que, quelle que soit leur intensité, ils offrent toujours les mêmes caractères généraux : il en est de même pour les accès prolongés de folie consécutive aux paroxysmes épileptiques.

La perte de conscience explique le caractère impulsif

des mouvements : Ils répondent toujours à des hallucinations et c'est presque un phénomène réflexe que l'acte accompli par l'épileptique halluciné. Les centres supérieurs étant annihilés par l'ictus épileptique, les centres corticaux sensoriels provoquent des réactions immédiates, les opérations cérébrales ne suivant plus alors leur marche habituelle, les perceptions n'arrivant pas au centre psychique où s'exercent la réflexion, l'attention, la comparaison, le jugement, où se fait en un mot le contrôle, déterminent des impulsions. La réponse immédiate que provoque l'excitation sensorielle est comparable aux phénomènes réflexes si vivement accusés de la moelle d'un animal, après la section bulbaire, avec cette différence, que les aentres intellectuels sont seuls séparés des autres centres corticaux qui agissent sans coordination.

Ces caractères du délire épileptique sont des plus importants au point de vue de la médecine légale, puisqu'ils excluent toute idée de responsabilité. Un épileptique délirant est absolument irresponsable; il ne perçoit du reste en général les objets qui frappent ses sens qu'autant que ces objets ont un rapport avec ses idées délirantes. Il peut, sous ce rapport, être comparé à un véritable somnambule.

Il ne faudrait pas croire, j'insiste sur ce point, à une relation nécessaire entre une grande attaque et un grand accès de folie épileptique ou entre une petite attaque et un faible délire. Les vertiges peuvent tout aussi bien que l'attaque donner lieu à un grand accès délirant. Qu'il ait été ou non précédé par une attaque, le délire conduit souvent le malade à se porter à des actes de violence, frappés au coin de l'inconscience la plus absolue. Falret, cependant, pensait que les accès de délire auxquels il avait donné le nom de petit mal intellectuel étaient liés le plus habituellement aux vertiges, ou aux petites attaques nocturnes; les accès de longue folie, au contraire, étant le plus souvent en rapport avec les grandes attaques convulsives. Cette règle offre de nombreuses exceptions et j'ai souvent vu, pour ma part, de simples vertiges, qui pouvaient passer inaperçus par leur rapidité, être suivis d'un délire se traduisant par des actes d'une extrême violence, (tentatives d'homicide, homicide) délire qui, par sa longue durée, contrastait d'une façon frappante avec le vertige initial.

L'histoire d'un malade que nous allons voir va vous éclairer complètement sur ce point.

Dans la nuit du 26 juillet, un grand bruit, des cris, des chants se font entendre dans une soupente occupée par deux jeunes gens employés dans une crémerie; une bonne qui couchait à côté s'empresse d'accourir, et, à travers la porte, elle voit l'un des garçons, Auguste P..., âgé de 17 ans, armé d'un pilon, frappant à coups redoublés sur la tête de son camarade qui expirait en quelques minutes. Elle veut avancer, mais menacée à son tour, elle s'enfuit en appelant au secours. On arrive et l'on trouve le meurtrier en chemise déclamant, gesticulant à côté de sa victime; on s'empare de lui, il continue à psalmodier, à répéter des chants d'Eglise, donnant une terminaison latine à des mots qui se succédaient sans la moindre cohérence. Il entre à Sainte-Anne le surlendemain et reste dix jours ed proie à un état maniaque; il est loquace, incohérent, crie, chante, siffle. A de vives interpellations, il s'arrête, répond parfois des mots sensés, mais ne tarde pas à reprendre son excitation première. La forme particulière de son délire me fit de suite penser à l'épilepsie et le malade fut, [dès l'arrivée soumis au traitement bromuré à la dose de 8, 10 et 12 grammes par jour. Il prenait le médicament sans trop de difficulté malgré son extrême excitation.

De vives frayeurs le tourmentaient par intervalles; on l'entendait pleurer, puis déclamer d'un ton sentencieux, comme au sermon, les mots suivants; « *Misericordia regnus Deus Salvator « meus et dignos meos*; il resta ainsi très excité jour et nuit et sans prendre aucun sommeil pendant 120 heures. Ce n'est qu'au bout du cinquième jour que le sommeil lui revint progressivement et quand, après deux semaines, il fut possible de fixer son attention et d'obtenir de lui des réponses précises, je pus me convaincre qu'il n'avait conservé aucun souvenir de ce qui s'était passé, et que son étonnement était bien naturel et légitime, quand il nous demandait pourquoi on l'avait conduit ici.

L'accès disparut assez brusquement et fut remplacé pendant quelques jours par de la lassitude ; Auguste avait la tête lourde, se plaignait d'être courbaturé, comme à la sortie d'un rêve pénible. Il se croyait arrivé de la veille seulement, demandait le motif de sa présence à l'asile, et désirait rentrer chez son patron.

Plus tard, il protesta énergiquement quand on lui apprit qu'il avait maltraité son camarade. Il lui avait, répétait-il en toute occasion, manifesté la plus grande affection et lui avait été souvent utile. Pourquoi l'aurait-il frappé ?

Personne dans la famille ni dans l'entourage ne se doutait que ce garçon fût épileptique et cependant, depuis l'âge de trois ans, il avait des vertiges. La mère, qui nous a fourni elle-même les renseignements sur les antécédents héréditaires de son fils, nous apprend qu'elle était autrefois sujette à des migraines. On l'a mariée de force à un homme bizarre, excentrique, méchant, qui l'a rendue très malheureuse.

Plusieurs fois, elle s'est aperçue que, pendant la nuit, son mari avait sans se réveiller des secousses à la suite desquelles il se mettait à ronfler. Il est probable, sans toutefois qu'on puisse l'affirmer, d'après ce seul symptôme, que cet homme était épileptique. Du reste, nous avons un autre élément à faire intervenir dans l'étiologie des accidents que présente le jeune Auguste, et cet élément, nous le trouvons dans les mauvais traitements que Mme P. subissait de la part de sa belle-mère, celle-ci l'ayant frappée brutalement pendant sa grossesse.

Quoi qu'il en soit, à l'âge de trois ans, notre malade étant assis auprès du feu, est tombé tout à coup en perdant connaissance. Sa mère se rappelle aussi qu'à huit ans il est tombé d'un arbre pendant un éblouissement, et s'est fait à la tête une blessure assez grave dont il porte la cicatrice. Elle se souvient encore d'avoir, un matin, trouvé sur l'oreiller de son fils une tache de sang dont Auguste ne put lui expliquer la provenance. A seize ans, portant un fagot dans un grenier, le malade a fait une chute à travers une trappe. Cette chute fut attribuée à un faux pas. Vers la même époque, Auguste est resté une heure sans connaissance, étendu à terre, dans un moulin, et n'a pas davantage pu fournir de renseignements sur cet accident. Peu après, il venait à Paris où il eut sans s'en douter de fréquents vertiges.

Comme je vous l'ai dit, P... était garçon crémier, et son patron l'envoyait porter le lait aux pratiques; plusieurs fois, dans la rue, il lui est arrivé de se trouver à terre, avec une partie de son lait répandu, sans pouvoir s'expliquer sa chute. « Quand j'avais de l'argent, nous dit-il, de peur que mon patron, me prenant pour un maladroit ne me renvoyât parce que cet accident se renouvelait trop souvent, j'allais chez un autre crémier acheter du lait pour remplacer celui que j'avais répandu ; quand je n'en avais pas, j'ajoutais tout simplement un peu d'eau dans mes boîtes. »

Auguste peut donner l'emploi d'une partie de sa journée du 26 juillet, jour où lui est arrivé le malheur qui a motivé son arrestation. Il se souvient très bien d'être allé prendre un bain froid dans l'après-midi, puis faire une commission, acheter ensuite un fromage qu'il a rapporté chez son patron, vers six heures du soir. Il sait encore s'être mis à table, mais, à partir de ce moment, ses souvenirs sont confus et il ne donne que des renseignements vagues sur ce qu'il a mangé à son repas. Enfin, arrive l'oubli le plus complet et l'inconscience la plus absolue.

Le patron raconte que, ce soir-là, notre malade a diné avec son appétit ordinaire, tout en paraissant un peu bizarre, sans que, cependant, personne attachât la moindre importance à cette légère modification du caractère. Il en était déjà à la phase de mauvaise humeur sur laquelle j'ai attiré plus haut votre attention et qui, pour les personnes habituées aux épileptiques, est un indice certain que l'attaque ou les vertiges ne tarderont pas à se manifester. A ce moment les malades réclament la plus grande surveillance si l'on veut éviter les accidents.

Peu après le dîner, Auguste gagna la chambre qu'il occupait en commun avec son camarade se coucha, et fut ensuite pris de l'accès de folie dont je viens de raconter les terribles conséquences.

Le 11 août, il eut dans le service une attaque convulsive à caractères hystériques avec congestion de la face, dilatation des pupilles, anesthésie. Le 24, il fut frappé sous nos yeux un véritable vertige, avec perte de connaissance, chute à terre, vertige pendant lequel il cassa un vase qu'il tenait à la main. Aujourd'hui, notre malade est complètement guéri de ses accès et parfaitement lucide, comme ont pu s'en convaincre ceux d'entre vous qui suivent régulièrement la visite.

Ainsi donc, nous voilà en présence d'un épileptique qui n'a jamais eu de très grandes attaques, et qui, cependant, a été pris d'un délire de plusieurs jours de durée pendant lequel il a commis impulsivement des violences qui ont eu un homicide pour résultat.

Il n'est pas très difficile, dans ce cas, de faire admettre par les juges l'irresponsabilité d'Auguste, parce que les circonstances de l'acte lui sont favorables : en effet, il a tué un camarade avec lequel il vivait en très bonne intelligence, et lui-même était d'un caractère très doux, bienveillant, n'ayant aucun motif de haine contre sa victime qu'il aimait beaucoup, et par conséquent aucune idée de vengeance. Mais les circonstances pouvaient être tout autres.

D'abord P... aurait pu ne pas crier, frapper en silence sans attirer l'attention de personne, bouleverser les meubles, emporter un objet quelconque, une montre, de l'argent, remuer le linge, etc... les actes de ce genre et les vols inconscients ne sont pas rares, (je vous en ai déjà montré quelques exemples et j'en pourrais ajouter). On n'eût pas manqué de penser avoir affaire à un simple voleur, qu'on n'aurait pas cru quand il eut argué de son inconscience. J'en veux pour preuve le fait suivant, arrivé récemment :

Un épileptique passant place du Château-d'eau est pris de vertige, s'appuie près d'un arbre pour ne pas tomber, puis se jette sur un promeneur, lui administre des coups de poings, lui enlève sa montre, la jette dans le ruisseau, et prend la fuite. Les passants l'arrêtèrent, le prenant pour un pick-pocket qui n'aurait jeté l'objet de son larcin que pour se débarrasser d'une preuve convaincante, et on le conduisit au dépôt de la Préfecture de police. Les circonstances particulières du vol, dont cet individu n'avait nullement besoin pour vivre et la perte absolue du souvenir de cet acte accompli par un homme honorable, jouissant de la meilleure réputation, frappèrent le juge d'instruction chargé de cette affaire, et le malade, car c'était bien un malade, fut envoyé dans mon service où il eut de nouveaux vertiges, suivis d'un délire de plusieurs jours. Dans cet état il était batailleur, violent, et ramassait inconsciemment ce qui lui tombait sous la main pour le rejeter tout aussitôt.

Ce fait vous démontre une fois de plus que ce n'est pas seulement en puisant des preuves dans un acte incriminé qu'on peut établir l'irresponsabilité d'un aliéné, mais bien en analysant les actes de toute sa vie et en examinant toute l'histoire du malade.

Le cas particulier d'Auguste P..., que je viens de vous

présenter, soulève une question pratique du plus haut intérêt, que je veux vous signaler. Que doit-on faire d'un malade de ce genre? — Et, d'une façon générale, faut-il séquestrer perpétuellement les aliénés dangereux et surtout les aliénés homicides? — S'ils doivent sortir, à quel moment doit-on les rendre à la liberté?

Beaucoup de médecins, se basant sur le fait de la répétition presque fatale des mêmes actes par l'épileptique, penchent pour la séquestration à perpétuité. Esquirol déclarait que la folie homicide ne guérissait jamais radicalement et était sujette à des rechutes. D'autres, au contraire, veulent laisser sortir ces malades aussitôt après la guérison de l'accès, sans rien préjuger des accès à venir. Je pense, pour ma part, sans vouloir m'étendre sur ce point qui nous entraînerait trop loin, que chaque cas doit être étudié et pesé séparément, mais que rien d'immuable ne saurait régir et trancher la question.

Laissez-moi seulement vous dire que, pour Auguste P...., la difficulté est encore plus grande parce qu'il s'agit d'un malade dont les accès paroxystiques rares diminueront encore de nombre sous l'influence du traitement, et, de plus, pourront parfaitement ne jamais être suivis de délire. S'il en est ainsi, le malade rentrera dans la catégorie des épileptiques ordinaires, non aliénés, dont il a été question plus haut et devra être rendu à la vie ordinaire. Mais, d'un autre côté, comme il ne faut pas oublier qu'on observe dans le délire épileptique la répétition des mêmes actes et que la simple possibilité d'un nouveau crime doit toujours être envisagée par le médecin, celui-ci hésitera longtemps avant de se décider à signer l'*exeat* du malade.

Il est cependant fort probable qu'Auguste, soit que ses vertiges aient diminué de nombre ou aient en apparence entièrement disparu, finira par être rendu à la liberté (1). Dans cette circonstance, il pourra se marier.

(1) Aug. P... a en effet été rendu à la liberté quelques jours après son arrivée dans un autre asile où il avait été transféré. M. B

Sous l'influence des préoccupations du ménage ou de quelques excès ou même sans aucun motif apparent, il aura un nouvel accès de folie épileptique et commettra un nouveau meurtre ; sa femme ou ses enfants seront alors des victimes tout indiquées. Des faits nombreux sont là pour le démontrer.

Ce cas est donc très embarrassant parce que, tant que P..... sera à l'Asile, il peut n'avoir aucune manifestation maladive et être en droit d'exiger sa sortie, puis, une fois au dehors, où il ne continuera plus son traitement, être repris d'un autre accès de folie épileptique.

On avait proposé de mettre ces aliénés *criminels* dans des Asiles spéciaux ; je ne suis pas pour ma part partisan de ces maisons mixtes, moitié prison, moitié asile qui, sans avoir les avantages de l'un, auraient tous les inconvénients de l'autre, et qui, du reste, par la force même des choses, perdant de plus en plus le caractère de la maison de santé, finiraient par devenir uniquement de véritables prisons.

Quelles qu'aient été les conséquences de la folie, les malheureux qui en sont atteints ont tous droit aux mêmes égards, et ce serait limiter l'irresponsabilité des aliénés dits criminels que de les traiter autrement que les autres aliénés. Si la Société a le droit de se protéger contre les actes dangereux que commettent ces malades pendant leur délire, elle a aussi le devoir de leur rendre la vie aussi facile et on peut même dire aussi agréable que le comporte leur séquestration. Ce n'est pas dans ces sortes de prisons qu'ils trouveront la compassion, ni même les bons soins que réclame leur raison égarée.

Quon installe dans chaque Asile, si cela est nécessaire, des quartiers présentant moins de moyens d'évasion ; qu'on augmente le personnel chargé de surveiller ces quartiers et qu'on y isole les malades criminels, si l'on ne veut les laisser avec les autres malades, mais que l'on se garde d'élever de ces maisons mixtes, comme il en existe en certains pays, qui reculeraient d'un siècle notre civilisation. Pinel a fait tomber les chaînes, ne les remplaçons pas par quelque chose de pire.

Heureusement, dans la folie épileptique, les malades n'accomplissent pas toujours des actes aussi graves dans leurs conséquences que ceux accomplis par le sujet dont je viens de vous raconter l'histoire. Cependant, ils ont tous certains caractères communs sur lesquels j'ai déjà insisté et dont les deux principaux sont l'inconscience et la soudaineté ; j'ajouterai que dans tous les cas, le délire cesse comme il commence, c'est-à-dire brusquement.

Souvent, il arrive que des épileptiques, pendant leur folie, fassent de longues routes sans pouvoir, une fois revenus à eux, donner aucun renseignement sur le chemin qu'ils ont suivi ni le motif qui les poussait à le suivre. Ils se retrouvent quelquefois à plusieurs lieues de leur domicile, dans l'impossibilité absolue de se rendre compte de ce qui s'est passé en eux. Ces faits sont très nombreux et nous pourrions en citer bon nombre : qu'il me suffise d'en rappeler quelques exemples que plusieurs d'entre vous ont pu voir dans le service.

Une malade qui habitait le quartier de la Glacière, prise de délire à la suite d'une attaque, marche toute la nuit dans Paris et c'est à Montmartre qu'elle se retrouve le surlendemain matin en revenant à elle.

Un homme, que nous avons eu dans le service, à deux reprises différentes, se lève de son lit une nuit, quitte sa chambre et va à Versailles.

Une jeune fille, après chacune de ses attaques, quittait la maison pour se diriger dans les quartiers où rien ne l'attirait.

Un Parisien se retrouve un jour à Étampes, sans savoir comment il y était venu.

Le cas peut être le plus curieux de ce genre est celui

d'un habitant de Poitiers qui, dans un accès de folie épileptique, prend un billet de chemin de fer, vient à Paris ou il se fait arrêter pour violences contre un passant. Le lendemain, on l'amène à Sainte-Anne où il ne recouvre la conscience que le surlendemain. Il était tellement convaincu de ne pas avoir quitté sa ville natale, qu'il croyait reconnaître les bâtiments de l'Asile et les prenait pour un quartier de Poitiers. Ce n'est que peu à peu qu'il s'est rendu à l'évidence, encore fallut-il après la cessation du délire lui faire une assez longue démonstration.

Ces états sont d'autant plus bizarres que, souvent, les malades, répondant aux questions avec les apparences de la lucidité, peuvent en imposer à un observateur inattentif et lui faire porter sur leurs actes le jugement le plus erroné ; j'en veux pour preuve le fait suivant :

Un tailleur d'habits, âgé de 43 ans, fils d'épileptique, s'est fréquemment, après les attaques, montré grossier et violent à l'égard des camarades, des agents de police, ou des passants qui s'empressaient autour de lui pour le secourir. Arrêté pour vagabondage pendant une fugue consécutive à une attaque, il comparaît devant le tribunal trois heures après une crise. Il marche à côté des gardes, répond d'une façon correcte à quelques questions qui lui sont posées, puis, pendant l'audience, sans nul motif, se met à injurier et menacer le Procureur de la République. Les magistrats, séance tenante, le condamnent pour ce fait à deux ans de prison. Il ne répond pas, reste silencieux sur son banc, se retire dès qu'on l'y invite. Le surlendemain, à la prison, on lui demande les motifs de sa conduite, de son attitude à l'audience ; il est très surpris de ce qu'on lui apprend, car et tout ce qui s'est passé est non avenu pour lui. Des scènes analogues se sont reproduites deux autres fois sous nos yeux dans le service.

J'ai été témoin de cette même lucidité apparente, qui

m'en avait imposé tout d'abord, chez un autre malade que nous avons déjà examiné ensemble l'an passé.

M... Georges a 37 ans. Sa femme ne savait pas qu'il fut épileptique, bien qu'elle eût remarqué quelquefois des convulsions pendant la nuit. A sa première entrée, il était en plein accès maniaque, avec des idées mystiques accompagnées d'idées ambitieuses, parlant d'un ton emphatique et hautain, et prenant des poses théâtrales; il voyait la Vierge, le Créateur, etc. Son accès dura trois jours après lesquels il ne se souvenait de rien. Au bout de quelques semaines il fut rendu à sa famille.

Plus tard, cette homme, dont l'existence était très régulière, fut pris de vertiges fréquents, suivis eux-mêmes presque tous les mois, d'un accès de délire de courte durée, débutant et cessant brusquement. Sa femme, qui s'y habituait, ne s'en montrait nullement préoccupée, se contentant d'observer et de surveiller son mari. Tous ses accès se ressemblaient et présentaient les mêmes caractères : au début, M... se disait fils de Dieu, parlait de ressusciter son père, déclamait, présentait même des intervalles de lucidité tels, que sa femme, le voyant non délirant, croyait à la fin de l'accès alors qu'il n'était pas terminé. Puis, après un jour ou deux de délire, il revenait à la vie réelle et niait d'avoir jamais parlé de Dieu. Une fois, cependant, les faits faillirent prendre une tournure plus grave : Georges, qui se promenait avec sa famille, eut une attaque suivie de délire, et, se disant toujours fils de Dieu, il voulut faire agenouiller sa femme pour l'immoler, le moment du sacrifice étant arrivé, disait-il. Celle-ci, croyant à une simple plaisanterie de malade s'y prêta de bonne grâce en attendant l'intervention des passants, qui arrêtèrent son mari. On frémit à l'idée de ce qui aurait pu se passer si la scène avait eu lieu à la maison, loin de tout secours. Sa femme, dans un sentiment de frayeur, n'eut, sans doute, pas manqué de chercher à fuir plutôt que de se prêter aux exigences de son mari, mais celui-ci l'eut probablement tuée avec ce qui lui serait tombé sous la main.

Quand M... arriva, le lendemain, dans le service, il était en proie à la plus vive excitation, cherchait à frapper dès qu'on tentait de lui résister, et croyait être mort, puis s'être fait ressusciter à l'aide d'un moyen qui devait faire vivre tout le monde éternellement. Dieu, disait-il, est un anagramme composé de 4 lettres : le D signifie destin ; l'I représente l'idée ; E éternité et U l'unité. Notre malade entrait à ce sujet dans des discussions ornées d'une telle richesse de détails qu'en s'en tenant simplement à un premier examen, on aurait pu le prendre pour un délirant chronique. Il voyait sa cellule s'agrandir et se diminuer sous l'influence d'opérations physiques qu'il dirigeait, et, chose curieuse sur laquelle j'insiste pour bien graver dans votre esprit à quel ordre de perturbations intellectuelles nous avons à faire, j'eus à ce moment avec ce malade, pendant qu'il était au bain, une conversation d'une demi-heure, au cours de laquelle il me répondit avec une certaine lucidité sur toutes les questions ; et, malgré cela, le lendemain, après la chute brusque du délire, il me fut impossible de faire évoquer à son souvenir la moindre trace de notre conversation. C'était la première fois qu'il me parlait, disait-il, depuis son précédent passage dans le service.

J'ajoute, comme mention, qu'en dehors de ses attaques, Georges est parfois violent, qu'il a un caractère très difficile et s'irrite sous la moindre influence, comme le font presque tous les épileptiques.

Il ne faut cependant pas croire que cette lucidité apparente soit la règle dans la folie épileptique. Le malade qui a tué son camarade était loin d'être lucide et se rapprochait davantage des faits qu'on observe le plus ordinairement. Ces aliénés, en effet, sont le plus souvent très hallucinés, et leurs hallucinations offrent la plupart du temps un caractère pénible ; ils ont des terreurs imaginaires, des craintes fantastiques, croient qu'on les injurie, qu'on les menace, qu'on veut les tuer ou leur faire du mal d'une manière quelconque. Ils réagissent, frappent à tort et à travers avec une rapidité d'exécution qui n'est pas en harmonie avec l'abattement dans lequel ils sont parfois plongés. Tantôt ils ont une exaltation inexplicable, tantôt au contraire ils sont portés au suicide et cherchent à se donner la mort, ou bien encore, s'emparant du premier objet qui leur tombe sous la main, se précipitent violemment sur la première personne qu'ils rencontrent, la frappent à coups redoublés et se mettent ensuite à courir devant eux tête baissée. Leurs violences de toute sorte sont d'autant plus saisissantes que, comme je vous l'ai dit plus haut, ces individus ont par moment un caractère obséquieux à l'excès.

Les idées mystiques sont fréquentes dans le délire épileptique, et on peut dire qu'elles ne sont en somme que l'exagération de leurs sentiments habituels, car ces malades, d'une piété souvent exagérée, sont entraînés vers toutes les croyances au surnaturel.

Je pourrais vous montrer comme confirmation de ce point un autre sujet, à peu près guéri, dont la sortie va être signée prochainement. Pendant son accès de délire, il entendait la voix de Dieu « lui remontant le moral pour l'aider à supporter les tortures qu'il aurait à subir pendant qu'on lui ouvrirait le crâne. »

Les accès se ressemblent parfois tellement chez le même individu, qu'on peut prédire à coup sûr ce qui va se passer, et même, prévoir la durée de l'accès. Un homme que nous avons actuellement dans le service, et qui entre pour la cinquième ou sixième fois, présente, à chacun de ses accès, la même excitation, la même incohérence, poussant les mêmes cris avec les mêmes intonations et répétant les mêmes propos orduriers. Après trois jours, il revient à lui et s'excuse de ce qu'il a pu dire, manifestant des regrets d'avoir peut-être encore injurié tout le monde. Il ne connaît du reste son état, que parce qu'on le lui a déjà dépeint maintes fois. Les accès peuvent donc présenter une grande uniformité chez un même individu, tant dans les idées que dans les paroles et dans les actes. Ils sont, pour ainsi dire, empreints de fatalité. La connaissance de ce fait vous permettra, dans bien des cas, d'établir le pronostic d'un accès de folie épileptique et de faire prendre, dans l'entourage de l'aliéné, toutes les précautions nécessaires pour éviter un accident.

Si la plupart de ces malades sont violents, brisent, mordent et déchirent tout ce qu'ils peuvent, beaucoup, heureusement, s'en tiennent aux injures, aux menaces, à la condition toutefois qu'on ne cherche point à les entraver dans leurs actions, et nous avons vu que, malgré leur inconscience, on peut parvenir à suivre avec eux leur délire et obtenir des réponses précises. Je vous rappelle, qu'en général, leur délire est plus suivi, plus compréhensible qu'il ne l'est dans la manie ordinaire.

La folie épileptique cesse presque comme elle débute, c'est-à-dire brusquement. Une fois guéris, les malades semblent sortir d'un rêve pénible, qui leur paraît n'avoir duré que quelques heures, alors qu'en réalité l'accès a duré plusieurs jours. Ce qui frappe le plus en eux, c'est l'étonnement, avec lequel ils accueillent la narration des différents actes qu'ils viennent d'accomplir ; mais cet étonnement s'il va jusqu'au regret, n'arrive jamais jusqu'au repentir ; je veux dire par là qu'un épileptique qui aura frappé quelqu'un ne manifestera pas des regrets bien vifs quand on lui rapportera ce fait qui, en somme, pour lui est nul et non avenu et auquel il a peine à croire.

Quelquefois la folie épileptique, de même que les simples troubles intellectuels momentanés, se montre avec tous les caractères que je viens de décrire, sauf un, l'attaque, qui fait complètement défaut. Le délire pris isolément est absolument identique dans sa forme et dans sa durée à celui dont je vous entretiens, bien qu'il n'ait été précédé d'aucune attaque ou vertige appréciables et qu'il ait débuté d'emblée. Le mécanisme de cette particularité s'expliquera très bien, si l'on se remet en mémoire la théorie de l'attaque exposée plus haut. Nous avons vu en effet que le délire et l'inconscience ne surviennent que quand la perturbation gagne les zones psychiques. Il est facile d'admettre que l'*ictus* puisse s'installer d'emblée sur ces zones intellectuelles sans passer par la zone motrice.

CINQUIÈME LEÇON.

Coexistence de l'épilepsie avec certaines autres formes de maladies mentales.

SOMMAIRE. — Etat mental des épileptiques dans l'intervalle de leurs attaques.

L'épilepsie ne conduit pas à la paralysie générale.

Un délire toxique ou une vésanie peuvent s'associer à l'épilepsie. Caractères propres à chacune des deux affections. Double hérédité.

Observation d'un épileptique atteint d'un délire de persécution, indépendant de la névrose.

Observation d'une épileptique, qui, dans un accès de mélancolie, fait une tentative de suicide et asphyxie sa fille.

Observation d'un épileptique ayant offert plusieurs périodes de délire inconscient, qui, sous l'influence d'un accès de mélancolie, fait une tentative de suicide dont il conserve le souvenir. Accidents alcooliques surajoutés.

Observation d'un épileptique délirant chronique. Hallucinations alternes de l'ouie.

Observation d'un épileptique persécuté, attribuant ses attaques à des influences occultes.

Messieurs,

On trouve dans Falret une description complète de l'état mental des épileptiques dans l'intervalle de leurs attaques sur lequel je ne reviendrai pas ici. Je vous rappellerai seulement que ces individus présentent une bizarrerie de caractère et une inégalité d'humeur qu'on ne rencontre ordinairement pas chez les autres aliénés. Je ne m'attarderai pas non plus sur la nature spéciale de la démence à laquelle ils finissent par aboutir, ce qui nous entraînerait trop loin ; il est bon cependant de vous dire que, malgré l'affaiblissement intellectuel marqué par lequel cette démence se manifeste, il persiste très longtemps chez ces malades une mémoire assez bien conservée, qui pourrait en imposer, si l'on s'en tenait à ce seul signe, et qui n'est nullement en rapport avec l'affaiblissement des autres facultés.

Le morbus sacer s'accompagne souvent d'idiotisme, et vous savez qu'il est excessivement commun de rencontrer des idiots épileptiques. Cette névrose marche presque toujours de pair avec une débilité mentale plus ou moins marquée ; mais jamais elle ne conduit, comme l'ont prétendu certains auteurs, à la paralysie générale. Est-ce parce que la plupart des épileptiques se trouvent soumis dans les asiles à de bonnes conditions hygiéniques, et restent éloignés de toute cause d'excès intellectuels ou autres, qui, comme chacun sait, sont d'un grand poids dans l'étiologie de la paralysie générale ? Je ne saurais vous l'affirmer. Ce qu'il y a de certain, c'est que la paralysie générale est un fait exceptionnel dans l'épilepsie.— Les attaques épileptiformes du début de l'encéphalite interstitielle chronique, confondues avec de véritables attaques épileptiques ont pu donner lieu à l'opinion contraire. Du reste, je dois le dire, cette terminaison du mal comitial par la paralysie générale était d'autant plus acceptable que l'attaque d'épilepsie s'accompagne d'un état congestif du cerveau, et, qu'à *priori*, il était admissible que cette congestion put produire à la longue une encéphalite chronique. Mais, l'examen des faits combat cette théorie. Il démontre en outre, contre toute attente, que les vertiges conduisent bien plus vite à la démence que les grandes attaques. C'est ordinairement vers l'âge de 15 ans qu'on commence à s'apercevoir de l'affaiblissement intellectuel chez les vertigineux.

Jusqu'ici, il n'a surtout été question que du délire épileptique proprement dit, du trouble mental lié intimement à l'attaque. Dans l'intervalle des crises, les épileptiques peuvent jouir de la plénitude de leurs facultés, et sans rappeler César, Pétrarque, Mahomet, Napoléon, etc., nous trouverions facilement, autour de nous, de nombreux exemples d'épileptiques dont l'intelligence, en dehors des crises, est dans un état de parfaite intégrité.

Toutefois, certains épileptiques, en dehors de ceux qui progressivement s'acheminent vers la démence, peuvent, en outre du délire paroxystique, présenter, dans l'intervalle des attaques, un état mental absolument semblable à celui des aliénés ordinaires, un délire vésanique indépendant des crises. Ces états complexes, cette coexistence chez le même sujet d'une névrose et d'une vésanie ont des origines distinctes, et, chez ces malades, l'hérédité révèle le plus souvent l'épilepsie de l'un des ascendants et la vésanie de l'autre. Il y a alors une coexistence de deux états morbides très différents qui se compliquent sans jamais se combiner, tout en conservant chacun leurs caractères propres (1).

On rencontre par exemple des malades se présentant avec tous les caractères d'une vésanie, mélancolie, délire de persécutions, délire chronique avec idées ambitieuses ou idées mystiques; considérés comme vésaniques simples, quelques jours après, tout à coup survient une attaque ou un vertige; ces accès passagers ne changent rien à la maladie première ; par le bromure de potassium, on arrive à éloigner sinon à dissiper complètement ces attaques, et cependant le délire mélancolique persiste. Si l'on interroge alors les antécédents héréditaires du malade, on apprend, par exemple, que son père était un ivrogne ou bien même était atteint de mal comitial, voilà pour l'épilepsie ; et que sa mère s'est suicidée, voilà pour la mélancolie. Ces individus portent donc en eux deux marques originelles dont chacune leur imprime une maladie spéciale ; d'une part, l'épilepsie avec ses caractères distincts, et, d'autre part, un état tout différent, une vésanie, avec son évolution ordinaire et chronique. On ne peut dire que ces vésanies conscientes puissent être rattachées à la folie épileptique ou confondues avec elle, puisque les accès de manie consécu-

(1) Voir *Archives de Neurologie*, n° 1, 1880, p. 49. Magnan. — De la coexistence de plusieurs délires de nature différente chez le même aliéné.

tifs aux attaques qui surviennent quelquefois chez ces malades s'accompagnent toujours de la perte du souvenir, tandis qu'au contraire le délire vésanique propre reste parfaitement gravé dans leur esprit avec ses moindres détails. D'ailleurs, la folie épileptique, dont la durée n'excède jamais quelques jours, 18 au plus comme chez le malade P... Auguste, est passagère, tandis que l'on voit quelquefois le délire des malades auxquels je fais allusion passer à l'état chronique et ne jamais disparaître. Ces deux maladies, névrose et vésanie marchent côte à côte, ne s'influençant que très faiblement.

Il en est de même de l'alcoolisme, qui, s'associant à l'épilepsie, conserve ses caractères dans l'intervalle des crises; mais, dès que le choc épileptique intervient, il impose son délire spécial qui, pour un temps, se substitue au délire alcoolique. L'épileptique en effet, qui s'alcoolise, présente peu à peu les signes ordinaires du délire alcoolique, sans qu'aucun phénomène vienne indiquer que c'est là un alcoolique épileptique. Mais, que plusieurs attaques se produisent, le délire toxique disparaît et cède le pas au délire du mal caduc, délire nouveau, à évolution brusque, à durée courte, parfois même à caractère symptomatique distinct, mais surtout remarquable par l'inconscience dont il s'accompagne. Le sujet, en effet, raconte avec soin toutes les perceptions illusoires du délire alcoolique, mais il ne sait absolument rien de son accès de folie épileptique.

Un ancien militaire, âgé de 40 ans, épileptique, alcoolisé, après une attaque survenue dans la rue, se croit un grand personnage ; il se dit Henri IV, s'imagine que les passants se prosternent devant lui ; il donne des ordres, réclame ses équipages, et se fait arrêter au milieu de ces conceptions ambitieuses. Arrivé à l'Asile Sainte-Anne, il est tourmenté par des hallucinations pénibles; pendant quelques jours, il voit des chats, des rats ; il entend des menaces, il se croit poursuivi par des voleurs, etc. Mais, tandis qu'il conserve plus tard un entier souvenir du délire de l'Asile, il ignore complètement ce qui s'est passé après son attaque, lors de son arrestation dans la rue, et témoigne une grande surprise au récit de ses idées ambitieuses.

Le délire des persécutions, vous ai-je dit, coexiste parfois avec l'épilepsie. Je vais vous en donner la preuve en examinant avec vous un individu, dont l'observation a été publiée par M. Garnier (*Gaz. hebd.*, 1880), lors d'une précédente entrée du malade dans mon service.

C'est un ouvrier couvreur, âgé de 51 ans, nommé Charles N...

Il a été arrêté une première fois, en 1880, dans l'église Saint-Roch, où il s'était déshabillé en criant : « Je veux montrer mon c.., pour aller au ciel ! » A son arrivée, il se présente sous les dehors d'un persécuté simple, et raconte qu'on l'a fait enfermer parce que son fils, qui veut dérober ses économies, a ligué toute sa famille contre lui.

D'après les renseignements donnés quelques jours plus tard par la fille du malade, ces griefs ne sont pas absolument imaginaires, et N... a bien eu, en effet, à se plaindre des procédés de son fils à son égard. Il n'y a donc, en somme, dans cette partie de son récit, qu'un peu d'exagération ; mais, à côté de ces assertions, viennent se grouper des idées délirantes des mieux accusées.

Depuis des années, en effet, Charles s'aperçoit qu'on l'interpelle dans la rue. Un jour, entre autres, il a entendu ces mots en passant sur le boulevard Sébastopol : « On va te prendre ton argent... Tu es un avare... Tu ne profiteras pas de ce que tu amasses... Quand tu rentreras chez toi, tu ne trouveras plus rien... » A ce moment, il s'est retourné afin de découvrir ceux qui lui adressaient ces paroles, mais il n'a vu personne.

N... assure très catégoriquement n'avoir jamais commis d'excès de boisson. Aucun tremblement, du reste, soit de la langue, soit des mains.

— Mais, pourquoi, vous êtes-vous mis tout nu en pleine église Saint-Roch?

— Je ne sais pas ce que vous voulez dire.

— Comment! Vous ne vous rappelez pas être allé à Saint-Roch, avoir quitté vos vêtements, en disant que vous vouliez monter au ciel?

— Non, monsieur, je ne me souviens pas d'avoir rien fait de semblable.

Sur cette réponse très nette, nous crûmes devoir donner à nos questions une direction particulière. Nous apprîmes alors qu'il arrivait quelquefois à notre malade d'uriner au lit, de se mordre la langue, d'éprouver des vertiges. A propos de ce dernier ordre de symptômes, le fait suivant s'était produit cinq semaines auparavant : N... Charles, en travaillant, a été précipité d'un échafaudage, sans qu'il ait été à même de comprendre comment cette chute avait pu se produire.

— Vous aurez eu, lui dîmes-nous, un étourdissement, un vertige?

— Je ne saurais vous renseigner; je ne me suis souvenu de rien, et l'on a dû me dire que j'étais tombé de mon échafaudage. J'avais une blessure à la tête, mais ce n'était pas grave; c'est guéri maintenant.

On trouve en effet à l'occiput les traces de sa blessure. A plusieurs reprises, des accidents analogues sont survenus, et, maintes fois, dans la rue, N... a été étourdi, dit-il, pendant un instant, ne sachant s'il allait tomber, et, pendant deux ou trois heures après ces vertiges, il était comme hébété. Quand il revenait complètement à lui, il lui semblait qu'il sortait d'un rêve.

A n'en pas douter, N... est un épileptique.

Questionné au point de vue des antécédents héréditaires, notre malade nous apprit que sa mère avait eu des attaques d'épilepsie; et, comme nous insistions pour savoir si d'autres proches parents n'avaient jamais rien présenté de particulier : « Ah! il y a une de mes tantes (sœur du père) qui s'est pendue, parce qu'un jour son mari, un ancien capitaine, était sorti sans mettre ses guêtres. » Tels sont, en substance, les faits ; et, bien que les détails n'y abondent pas, ils renferment pourtant les éléments essentiels pour la démonstration d'une vérité clinique d'une importance considérable en pathologie mentale.

Il n'est pas inutile d'exposer, en deux mots, en quelque sorte, le processus qui amène, dans ce cas particulier, à la constatation de deux délires chez le malade : Tout d'abord, les réponses de N... apprennent d'une façon précise que son délire appartient à la variété de folie que l'on a appelée « délire partiel. » Il a des hallucinations auditives spéciales au délire des persécutions ; on parle à côté de lui...; son fils lui en veut...; on lui a pris son argent...

Ce trouble psychique remonte à une date déjà ancienne, ainsi que l'attestent des certificats antérieurs. Mais, les questions se poursuivant, une réponse déterminée apporte à l'observation des éléments de nature toute autre. N..., invité à s'expliquer sur les excentricités commises à Saint-Roch, s'étonne qu'on lui impute de pareils faits, attendu que rien ne lui rappelle qu'il en est l'auteur. Une semblable affirmation éveille l'attention, et cette idée se présente à l'esprit : N... serait-il épileptique ? — On sait en effet que, d'une part, les attaques de *morbus sacer* sont parfois accompagnées de délire, soit que ce délire précède les attaques ou les suive, dernier cas qui est de beaucoup le plus fréquent ; que, d'autre part, la caractéristique de ce trouble intellectuel, d'origine épileptique, est d'être tout à fait inconscient ; nul souvenir des actes accomplis pendant ce délire ne lui survit.

Eh bien ! nous trouvons chez N... cette absence de souvenir, car rien ne peut nous faire supposer que son étonnement, sa surprise quand on lui rappelle le fait de l'église Saint-Roch sont simulés.

N... est un aliéné, disait M. Garnier dans les conclusions de son observation, et, vraisemblablement, il est condamné à passer une grande partie de son existence dans les asiles. Une amélioration pourra se produire dans son état sous l'influence d'un traitement approprié, mais il y a toute probabilité que ses hallucinations ne disparaîtront jamais d'une façon complète et définitive, et qu'il restera sous l'empire du délire de persécution. Ce pronostic était basé : d'abord sur l'ancienneté de ses conceptions imaginaires, ensuite sur ses antécédents héréditaires.

Le malade est, en effet, revenu après avoir, sous l'influence de ses idées de persécution, frappé son ancienne maîtresse, qu'il accusait de vouloir l'empoisonner.

Cette observation, intéressante à plus d'un titre prouve surabondamment qu'il peut exister, chez un même aliéné, deux troubles intellectuels indépendants l'un de l'autre.

Une certaine catégorie de malades nous démontre, on pourrait dire expérimentalement, qu'un état vésanique n'exclut pas la possibilité d'un autre trouble mental. J'entends parler des aliénés qui se soumettent volontairement à une intoxication alcoolique. Qu'arrive-t-il, par exemple, chez un mélancolique qui se met à boire ? L'alcool, loin de dissiper les tendances mélancoliques, ne fait, au contraire, que leur imprimer une impulsion nouvelle, en agissant comme un coup de fouet qui stimulerait la marche du délire. Malgré cela, l'alcool ne perd pas ses droits, et se trouvant au contraire sur un terrain favorable, il ne tarde pas à se traduire par ses manifestations ordinaires sur les centres nerveux, et notre individu qui, dans le jour, n'était que mélancolique, sans hallucinations, est pris de frayeurs pendant la nuit, entend des voix qui le menacent, se voit entouré d'animaux et de figures grimaçantes. Vous reconnaissez là les caractères du délire alcoolique. Le lendemain, à la pointe du jour, il redevient triste comme précédemment, pour être de nouveau pris de frayeurs la nuit suivante.

Si, au lieu d'un mélancolique, nous prenons comme exemple un individu atteint de paralysie générale, affection qui, vous le savez, se traduit par des désordres anatomiques, notre homme s'excitera sous l'influence de l'alcool, ses idées ambitieuses, s'il en a, s'exagèreront, et, la nuit, il aura les mêmes frayeurs qu'un ivrogne ordinaire, avec cette seule différence que son efflorescence délirante sera plus ou moins riche suivant que l'état intellectuel du sujet sera plus ou moins bien conservé. Là encore, tous les phénomènes justiciables de l'alcool seront parfaitement reconnaissables.

Si nous examinons maintenant un épileptique qui boit, ses frayeurs nocturnes présenteront toujours les mêmes caractères, il pourra raconter à son réveil les visions qui l'auront obsédé, mais, si, au milieu de ces terreurs, survient une attaque suivie de délire, le malade en revenant à lui n'en aura aucune conscience, n'en conservera aucun souvenir et sera dans l'impossibilité complète de donner aucun renseignement sur la nature de ses hallucinations. Puis, peu à peu, le souvenir reviendra et il retombera insensiblement dans son délire alcoolique qu'il décrira très nettement plusieurs jours après.

Qu'y a-t-il d'étonnant à ce que des idées délirantes, de nature vésanique, puissent coexister avec une névrose convulsive, puisque nous voyons tous les jours un délire qu'il est en notre pouvoir de provoquer, marcher côte à côte avec elle, de l'allure qui lui est propre? On ne voit pas trop pourquoi la *morbus sacer* déterminerait une immunité pour la folie ordinaire.

Les faits de ce genre ne sont pas aussi rares qu'on pourrait le supposer, quand on veut se donner la peine de les chercher.

Jeanne T..., femme P..., est la fille d'un ivrogne. Sujette à des vertiges depuis l'âge de huit ans, elle a un fils de quinze ans, également épileptique, dont les attaques ont été observées il y a trois ans pour la première fois. La mère en a depuis compté vingt. Elle avait aussi une fille de six ans, non épileptique, morte dans les circonstances dont je vous parlerai plus loin.

Jusqu'en 1876, les crises de notre malade étaient encore assez rares; elles deviennent maintenant de plus en plus fréquentes.

Jeanne entra pour la première fois dans le service, en septembre 1879, et présentait à cette époque un accès maniaque qui ne dura que quatre jours, dont elle n'a conservé aucun souvenir.

A la fin d'octobre, elle sortait, en promettant de continuer l'usage du bromure de potassium.

En mars 1880, elle revenait pour un accès présentant les mêmes caractères, et qui ne dura que trois jours.

En juillet, elle sortait de nouveau, bien qu'elle eut eu quelques attaques ou vertiges pendant son séjour.

Dans la nuit du 16 au 17 septembre, elle eut encore une série d'attaques. Le lendemain, elle était excitée, présentait des troubles de la sensibilité générale avec des idées hypochondriaques, et se figurait avoir une pilule arrêtée dans le gosier. Puis, tout à coup, elle quittait la maison pour se rendre boulevard Saint-Jacques, devant des soldats qui faisaient l'exercice, dansait, chantait, se livrait à toutes sortes d'extravagances.

Arrêtée et conduite à l'infirmerie de la Préfecture de Police, elle se calme, redevient complètement lucide en trois jours et est renvoyée chez elle sans pouvoir se rappeler ce qui s'était passé.

Depuis cette époque, elle est triste, découragée, se préoccupe de son avenir, pense souvent au suicide, et a, par périodes, des moments d'angoisse avec insomnie qu'elle ne peut surmonter.

Elle était dans cet état général de tristesse depuis plusieurs mois, lorsque son fils eut une attaque : « Maman » cria-t-il en perdant connaissance, et tombant à terre pour se débattre convulsivement. Plus vivement impressionnée par cet accident qu'elle ne l'était d'ordinaire, elle se met à penser à sa petite fille qui pourrait bien, elle aussi, être atteinte de la même maladie, et pour lui éviter d'être malheureuse sur cette terre, elle prend la résolution de la tuer et de mourir avec elle.

Le lendemain, dans la matinée, et en l'absence de son mari, elle écrit une longue lettre qui donne de nombreux détails sur ce qu'elle a l'intention de faire, se renferme dans sa chambre avec sa fille, allume un réchaud de charbon au milieu de l'appartement, et s'étend ensuite sur son lit. Le réchaud s'éteint; P... se lève, le rallume, et, comme l'enfant pleurait, elle la caresse, l'encourage à ne pas se plaindre et se recouche à côté d'elle. Plus tard, quand on pénétra dans la chambre, la petite fille était morte, et la mère dans un état des plus alarmants.

A peine revenue à elle, notre malade raconte toutes les pérépéties de ce drame sans en oublier la moindre particularité.

A son arrivée à Sainte-Anne, le lendemain, P... se présente sous les dehors d'une mélancolique ordinaire : elle est inquiète, attristée, anxieuse, hallucinée et regrette de ne pas être morte avec sa fille.

Quelques jours après, à la suite de trois ou quatre vertiges consécutifs, elle quitte le coin de la salle où elle se tenait habituellement, court dans le jardin, prononçant quelques paroles incohérentes, casse un carreau de vitre, et reste ainsi excitée pendant un jour et demi; puis retombe dans sa tristesse, ignorant son accident de la veille.

Plus tard, ses idées mélancoliques se sont dissipées peu à peu, et, au moment de la convalescence, le fils de la malade mourait d'une angine. La mère se désole de cette mort, qu'elle souhaitait autrefois : c'est là un signe certain d'amélioration. Aujourd'hui, elle désire vivre pour consoler son malheureux mari des chagrins qu'elle a dû lui causer.

Est-il nécessaire d'insister sur la différence énorme qui existe entre les accès maniaques survenus brusquement et disparus de même, pendant lesquels Augustine est allée danser devant les militaires ou courir dans le jardin de l'Asile, accès dont elle ne se souvient nullement, et l'accès mélancolique survenu progressivement, qui eut une conséquence si funeste et qu'elle se rappelle très bien, malgré la torpeur intellectuelle qui l'a enveloppée pendant la période asphyxique de son empoisonnement par l'oxyde de carbone? Evidemment, ces deux états ne sauraient être confondus cliniquement, bien qu'en nous plaçant au point de vue médico-légal l'irresponsabilité soit complète dans les deux cas. On ne peut pas,.non plus, trouver dans cette période mélancolique, les caractères qu'ont décrits les auteurs sur l'état mental habituel des épileptiques, ni dire que ce soit là une conséquence de la névrose.

Ces malades se présentent avec une manière d'être qui leur est propre : ils sont maussades, obséquieux, d'un commerce difficile, et ils le sont toute leur vie, quoi qu'on fasse, tandis que, chez notre malade, l'accès mélancolique s'est comporté comme se comporte un accès ordinaire de mélancolie, tant par sa marche, sa durée, que par sa terminaison.

Dans le délire épileptique, vous ai-je dit, le malade ne perçoit en général les objets qu'autant que ceux-ci ont un rapport quelconque avec ses idées délirantes. Quelquefois, cependant, les épileptiques accomplissent certains actes inconscients qui peuvent en imposer, à cause de la réflexion qui semble présider à leur accomplissement. L'importance médico-légale qu'il y a pour le médecin à bien se pénétrer de ces faits n'échappe à personne, et vous allez voir que, dans quelques cas, l'irresponsabilité du sujet peut être difficile à démontrer au magistrat.

Le malade que je vais vous montrer maintenant est intéressant à trois points de vue : d'abord, parce que, pendant la période de folie épileptique consécutive à ses attaques, il a commis des vols qui paraissent raisonnés; ensuite, parce que, dans l'intervalle de ses attaques, il a offert un accès de délire mélancolique avec idées de suicide; enfin, parce que, outre de tout cela, il a présenté des accidents alcooliques.

Le père de R... François est à la fois épileptique et mélancolique; il s'est empoisonné avec du laudanum; deux de ses oncles maternels sont épileptiques aliénés; une sœur du malade est également épileptique.

François a lui-même des attaques ou vertiges depuis l'âge de dix ans, et, à onze ans, dans un accès inconscient, il s'est jeté dans un puits. Il lui arrive parfois de fuir tout à coup la maison, sans savoir où il va, et, chose bizarre qui indique à quel point la répétition des mêmes actes a de tendance à s'établir chez les épileptiques, François, après ses attaques, est allé un grand nombre de fois se promener sur les toits.

Un jour, pendant une de ces promenades, il pénètre par un vasistas dans une chambre, et cherche à faire passer une assez grande armoire par une très petite fenêtre; puis, rentrant dans un autre appartement, il trouve un homme qui cirait ses chaussures; il les lui arrache des mains, se déchausse, lance ses souliers à la tête de cet individu, sort par la porte, descend dans la rue, emportant à la main les souliers dont il venait de s'emparer, et se promène nu-pieds, jusqu'à ce qu'il rencontre un sergent de ville qui l'oblige à se chausser.

Un autre jour, encore après une attaque, il vole chez un boucher un énorme morceau de viande, monte sur un toit, où il se met à gesticuler.

Il ne se rappelle aucun de ces faits, et ne les raconte que parce qu'il les a entendus de la bouche même du Commissaire de police qui l'avait fait arrêter.

Souvent, à la suite d'excès de boisson, il lui est arrivé d'avoir des idées de persécution, des hallucinations pénibles, des frayeurs, et, se croyant poursuivi par des brigands, de chercher à se suicider pour fuir ses ennemis imaginaires ; mais, alors, il se rappelle parfaitement tout ce qu'il fait sous l'influence de cet état mental d'origine toxique.

A une de ses dernières attaques, il s'est retrouvé, sans souliers et sans son porte-monnaie, dans un quartier de Paris qu'il ne reconnaissait pas.

Le fait le plus bizarre qui lui soit arrivé est le suivant : Ce malade était régisseur de plusieurs petits théâtres réunis sous une même direction. Tous les soirs, après les représentations, il passait avec une voiture dans chacun de ces théâtres pour recueillir les recettes et les rapporter au bureau du Directeur, dont il avait la confiance. Ce Directeur, ami de la famille R..., laissait à François les clefs du coffre-fort où il devait renfermer l'argent. Un soir, après avoir déposé une somme de 1,100 francs dans le coffre-fort, au moment où il remettait au concierge les clefs de l'appartement, R... fut frappé par une attaque. Un instant après, il se relève, paraissant entièrement lucide, d'après ce que racontent les témoins oculaires, reprend les clefs, remonte au Bureau et redescend peu après, emportant une liasse de billets de faveur et de billets de banque représentant, comme on l'a su plus tard, une somme de 8,000 francs ; puis il s'enfuit, laissant toutes les portes ouvertes, et ne revient à lui que quarante-huit heures après cet incident. A son arrivée chez sa mère, la première question de celle-ci fut pour lui demander ce qu'il avait fait de l'argent, et, comme cette question paraissait étonner le malade, elle insiste, le fouille et trouve quatre billets de mille francs froissés et enfouis dans une de ses poches. François, de plus en plus surpris, ne put donner aucun renseignement sur ce qu'il avait fait, et, comme il lui était impossible de reconstituer l'emploi de son temps, il fut arrêté. Il passa six mois en prison et bénéficia à la fin d'une ordonnance de non-lieu. La famille remboursa la plus grande partie de la somme, et il ne reste aujourd'hui à payer qu'un dernier billet de 80 francs.

François n'a connu cette histoire dans tous ses détails que depuis peu de temps, après la mort de sa mère. Il se sent maintenant poussé vers la mort par le regret des chagrins qu'il cause à sa famille, et surtout par la honte qu'il a ressenti de se trouver en prison.

Enfin, ce malheureux, tout dernièrement, pris de vertiges chez un pâtissier de la rue Mouffetard, sort précipitamment de la boutique, entre chez un horloger, choisit une montre au hasard, et donne son adresse pour qu'on la porte chez lui. Sa mère en paye le montant, croyant à une acquisition avantageuse pour son fils, mais quand celui-ci revint à la maison, il fut tout surpris de trouver cette montre, qu'il se hâta, du reste, de rapporter au marchand.

Le malade présente aujourd'hui tous les caractères d'un délire mélancolique très accusé avec hallucinations et tendances au suicide ; ses attaques deviennent de plus en plus rares.

Laissez-moi maintenant vous prouver, par un exemple, qu'un délire, chronique même, peut tout aussi bien coexister avec l'épilepsie. Le forgeron dont je vous ai parlé plus haut va se charger de vous éclairer sur ce point.

Vous vous rappelez le commencement de son observation. Gustave H... avait une « aura sensitive » lui donnant un goût de sang dans la bouche ; dans un accès de folie, il voulait étrangler une femme et recevait des coups de balai du mari. H... offre, de plus, un délire chronique parfaitement systématisé : il a entrepris, depuis sept ans, des recherches sur les astres, le soleil, la lune, etc... Pour continuer plus facilement ses études astronomiques, il choisit toujours ses logements sous les toits, de façon à être plus près, dit-il, de la voûte céleste. Son langage est allégorique et sentencieux, et la parabole joue un grand rôle dans sa conversation. Gustave est superstitieux ; il croit à une brillante destinée : « *la justice est juste*, dit-il, *le plus petit est le plus grand ; le plus bas, le plus haut; le plus malheureux, le plus heureux.* » Depuis sept générations, une somme énorme s'accumule à son intention ; c'est une indemnité qui lui est due pour les travaux qu'il a entrepris. Il cherche en ce moment « *le point de centre qui lui permettra de tirer dans un carré autant de points que dans une boule.* » Toutes ces grandes idées sont naturelles en lui, il ne se force pas pour les avoir, et elles lui vaudront bientôt un fauteuil à l'Académie française..., etc.

Cet individu nous montre en outre une particularité très intéressante, que je ne ferai que vous indiquer, parce qu'elle nous entraînerait dans une trop longue digression. H... a des hallucinations de l'ouïe, mais ces hallucinations sont absolument différentes, suivant qu'elles lui arrivent par l'oreille droite ou par l'oreille gauche. Son oreille droite est exclusivement réservée aux injures : on l'appelle par là « *tête de cochon, hure de cochon, fainéant...* » C'est de ce côté que le Diable lui parle et que se trouve le Mauvais génie. Par l'oreille gauche, au contraire, il n'entend que des éloges, des encouragements : « *C'est bien, ce que tu fais*, lui répète-t-on, *prends patience, ne te fais pas de mauvais sang.* » On lui dit souvent des choses qui le font rire... Dieu lui-même l'encourage à persister dans le bien... C'est à gauche que se tient le Bon génie... Le Bon et le Mauvais génie forment *une sorte de manichéisme* qui le gouverne. J'ai, soit dit en passant, observé déjà des hallucinations de ce genre chez un certain nombre d'autres aliénés.

Personne ne se refusera d'accorder aux idées de ce malade tous les caractères d'un délire chronique ; ce délire est, de plus, absolument indépendant de l'épilepsie, puisque, sous l'influence du bromure de potassium, les attaques et les vertiges ont presque complètement disparu tandis que les idées délirantes sont toujours restées les mêmes depuis l'entrée du malade à Sainte-Anne.

Quelquefois, enfin, les attaques d'épilepsie peuvent, chez certains prédisposés, devenir la cause d'interprétations délirantes. C'est ainsi qu'un dernier malade croyait devoir attribuer sa maladie à l'influence occulte d'un ennemi.

Armand G..., hongreur, âgé de 25 ans, est épileptique depuis la première enfance. Il a toujours été d'une crédulité extrême et ajoutait parfaitement foi aux histoires de sorciers. Méfiant et ombrageux par nature, il cherchait la cause de ses attaques, et, se croyant poursuivi par des ennemis imaginaires, il ne tarda pas à accuser un de ses patrons de lui avoir provoqué cette maladie. « *On lui a,* dit-il, *jeté un sort pour lui donner des attaques et l'empêcher de trouver de l'ouvrage.* » Dès qu'il est chez un nouveau maître, on lui fait venir tout aussitôt un étourdissement, et il ne tarde pas à être renvoyé. Ce n'est pas du reste la première fois qu'il voit ainsi jeter des sorts. « *Il a lu dans un livre la manière de procéder, et il connaît un autre individu exerçant la même profession que lui qui a également été influencé par un mauvais esprit et qui, depuis qu'on l'a rendu épileptique, ne peut réussir aucune des opérations qu'il pratique sur les animaux.* »

Comme vous voyez, l'épilepsie peut se combiner à d'autres troubles intellectuels ; je n'ai pas besoin de vous dire que ces états hybrides constituent une des formes les plus graves de la folie et sont toujours d'un diagnostic très difficile et pourtant nécessaire à déterminer, surtout lorsqu'il y a eu crime ou délit; au point de vue médico légal, il n'est pas indifférent d'établir si l'acte incriminé se rattache à l'épilepsie ou à telle autre forme délirante que présenterait un même malade.

SIXIÈME LEÇON.

Traitement de l'épilepsie.

SOMMAIRE. — Recherche des indications causales. Epilepsie d'origine périphérique, consécutive à un traumatisme. Intervention chirurgicale.

Des bromures : bromure de potassium (Charles Locock et Wilks, 1853 ; Bazin, Hardy, Brown-Séquard, Germain Sée) ; vulgarisation du traitement (Falret, Legrand du Saulle et Voisin). Mode d'administration. Doses. Durée du traitement. Nécessité de le continuer après la cessation des accès. Bromure de sodium, d'ammonium, d'arsenic, de zinc (Charcot, Brown-Séquard, Bourneville, Magnan.

Hydrothérapie comme moyen adjuvant (Charcot, Bourneville)

Belladone ; sels d'atropine ; sels de zinc : oxyde, valérianate et lactate de zinc. Leur association avec le bromure. Sels de cuivre.

Nécessité d'une surveillance continue des épileptiques.

Messieurs,

Pour compléter les considérations cliniques que nous venons de présenter sur l'épilepsie, nous devons nous occuper du traitement. Il serait intéressant de suivre l'histoire thérapeutique de l'épilepsie, mais vous trouverez dans le Traité de M. Delasiauve un exposé des diverses médications mises successivement en usage (1). D'ailleurs, il ne faut pas perdre de vue le but essentiellement pratique de ces leçons et nous devons nous en tenir aux médications qui paraissent aujourd'hui donner les meilleurs résultats.

Jaccoud recommande avec raison la recherche attentive des causes du mal, de manière à en tirer les principales indications ; mais, malheureusement, ces condi-

(1) Delasiauve. — *Traité de l'épilepsie*. 1854, p. 305 et suivantes.

tions étiologiques manquent presque toujours. Je dois cependant vous citer un cas où la cause de la maladie put me fournir l'indication d'un traitement.

Il s'agissait d'un malade dont l'épilepsie, consécutive à un coup de pied de cheval sur le talon gauche, se manifestait par des crises tantôt complètes, tantôt incomplètes, mais partant toujours du siège même de la blessure. Agissant avec prudence, M. Trélat voulut bien, sur ma demande, enlever la cicatrice douloureuse qui siégeait au bord inférieur du calcanéum. Depuis l'opération, le sujet a vu les crises diminuer de durée dans une notable proportion; les attaques sont devenues ainsi plus rares, mais elles n'ont pas disparu. Le traumatisme remontant à une époque déjà très éloignée, il est probable que la section du nerf saphène ne serait suivie d'aucun résultat favorable. Dans les cas récents, au contraire, l'intervention chirurgicale étant parfois suivie de guérison, l'opération doit être conseillée.

On trouve encore l'indication d'un traitement dans l'état constitutionnel ou dans les habitudes des individus. L'anémie, la scrofule, par exemple, qui s'associent si communément à l'épilepsie, seront combattues avec persévérance par les moyens appropriés à ces différents états morbides ; si les malades se livrent à l'onanisme, aux excès vénériens ou alcooliques, on doit s'efforcer de faire cesser ces funestes habitudes. Malheureusement, je le répète, les indications causales manquent le plus souvent, et, malheureusement encore, quand elles existent, il vous arrivera souvent de voir tout le traitement rationnel rester sans effet, l'épilepsie s'étant, en quelque sorte, émancipée de la cause. Il faut alors recourir au traitement qui a donné jusqu'ici les meilleurs résultats.

D'une façon générale, ce sont les bromures qui réussissent le mieux et, parmi eux, le bromure de potassium. Ce sel fut employé pour la première fois en Angleterre pour combattre la névrose qui nous occupe, vers 1853, par Charles Locock et Wilks. Ces deux médecins le préconisaient surtout contre une forme d'épilepsie qu'ils croyaient pouvoir rattacher à l'influence de la menstruation.

Presque simultanément, MM. Bazin, Hardy et Brown-Séquard l'expérimentaient également, et, peu après, M. Germain Sée, qui étudiait son action sur un certain nombre de malades, le signalait de nouveau à l'attention des praticiens dans une leçon faite à l'hôpital Beaujon. Depuis, les médecins de Bicêtre et de la Salpêtrière, Falret, Legrand du Saulle, Voisin, en ont vulgarisé l'usage. Son efficacité est incontestable dans un certain nombre de cas. « Le bromure de potassium, dit Gubler (1) guérit quelquefois, soulage souvent et ne nuit presque jamais. » Tels sont ses titres à la confiance médicale.

M. Germain Sée, dans une leçon faite à l'Hôtel-Dieu, le 2 mars 1877, proclamait le bromure comme le seul traitement de l'épilepsie. Il s'appuyait sur une expérimentation de plus de quinze années, reposant sur 130 cas, dont 58 ont été observés par lui pendant une période d'au moins 40 mois. J'ai expérimenté, pour ma part, toutes les médications nouvelles préconisées contre les névroses convulsives, mais j'en reviens toujours aux sels de brome qui, en réalité, sont d'un grand secours dans le mal comitial.

Les bromures et plus particulièrement le bromure de potassium forment donc encore la base du traitement classique, mais il est nécessaire d'entrer dans quelques détails sur leur mode d'administration. Ils doivent toujours être employés en solution, l'expérience ayant démontré que leur ingestion à l'état solide déterminait des lésions graves du tube digestif. Vous pouvez utiliser comme véhicule la plupart des liquides qui servent le plus ordinairement à l'alimentation : L'eau ordinaire, le vin, le lait, le bouillon ne l'altèrent en rien. Je donne cependant la préférence à une infusion aromatique ou

(1) *Commentaires de Thérapeutique.*

amère (feuilles d'oranger, tilleul, houblon, quassia amara) additionnée de sirop d'écorce d'oranges qui, stimulant légèrement l'estomac, facilite l'absorption du sel. Il faut les prescrire à la dose de 4, 6 ou 8 grammes par jour, mais nous sommes obligés de dépasser ces quantités chez des malades du service ou de la consultation gratuite, dont les attaques présentent certains caractères de gravité, tant à cause de leur fréquence ou de leur durée, que du délire consécutif qu'elles déterminent; il n'est pas rare alors qu'il faille porter la dose à 10 et même 12 grammes.

Je recommande toujours aux malades de prendre le médicament immédiatement avant les repas ; on obtient ainsi une tolérance plus grande du tube digestif, et le traitement peut être plus longtemps continué sans inconvénient. En administrant le bromure avec méthode, on arrive facilement à maintenir d'une façon continue le sujet sous l'influence de la médication, chaque nouvelle dose venant ajouter son action à celle de la dose qui l'a précédée. Comme Gubler le conseille, il faut suspendre par intervalles l'emploi du bromure « afin d'éviter les effets cumulatifs produits, non par des doses successivement enmagasinées, mais par une action pharmacodynamique à pression ou à tension croissante. »

Le traitement doit être continué pendant plusieurs années ; mais,dès que les attaques ont perdu de leur fréquence et de leur intensité, il faut suspendre pendant cinq ou six jours l'administration du bromure, pour reprendre ensuite le médicament pendant une période de quinze ou vingt jours et intercaler encore une nouvelle période de repos. J'ai remarqué qu'en agissant de la sorte, on rétablissait plus rapidement les diverses fonctions troublées momentanément par le bromure, qu'on ne l'aurait fait en agissant comme le conseillent certains auteurs qui ne suspendent le traitement pendant à peine un jour ou deux.

J'ai l'habitude de donner aux malades de mon service,

constamment surveillés, des doses de bromure un peu plus élevées quaux épileptiques du dehors, parce que la possibilité d'arrêter immédiatement les accidents du bromisme, s'ils se produisaient, me donne plus de latitude et me permet d'obtenir d'emblée du médicament tout ce qu'il peut donner. Cependant, il faut toujours, autant que possible, proportionner la dose à la profession des individus et ne pas oublier que ceux qui ne font point d'exercice et mènent une vie sédentaire, ont une plus grande intolérance et présentent plus facilement des troubles toxiques, que ceux habitués à un travail musculaire.

Quand les accès auront disparu, il sera encore nécessaire de maintenir l'économie pendant des mois ou des années sous l'influence de l'agent thérapeutique, non plus alors d'une manière constante, mais par des reprises suffisamment rapprochées. C'est le seul moyen d'assurer la guérison lorsqu'elle est possible, de réfréner les accès dans les cas où l'état constitutionnel est presque immuable.

Nous n'avons pas à insister sur le mode d'agir des bromures. Je vous rappellerai seulement que certains de ces sels ont une action anaphrodisiaque; toutefois, celle-ci est moins énergique qu'on ne le croit généralement. Ils donnent à l'haleine une odeur spéciale caractéristique, et produisent plus tard, si l'usage en est longtemps continué, de l'anesthésie pharyngée, de l'angine, une éruption acnéiforme sur la face, le dos, et quelquefois, même sur les jambes de véritables pustules d'ecthyma qui laissent de profondes ulcérations; il survient aussi, dès le début, quelques troubles digestifs (anorexie, douleur épigastrique), de l'hébétude avec diminution de la mémoire, une lassitude générale, plus tard de la faiblesse musculaire, et enfin une extrême tendance syncopale et même des vertiges. Quand ces complications se produisent, il faut aussitôt interrompre la médication et administrer des toniques.

Dans les cas où le bromure de potassium, qui est le

plus généralement employé, ne réussit pas, dans ceux où il n'est pas toléré, Charcot et Brown-Séquard recommandent, depuis longues années, de le remplacer par d'autre bromures, le bromure de sodium et le bromure d'ammonium, qu'on peut associer entr'eux à une dose totale variant entre 6 et 9 gr. par jour. J'ai moi-même longuement expérimenté le bromure de zinc, qui, quelquefois, m'a réussi; et M. Hublé qui, dans sa thèse, a fait connaître la pratique de M. Bourneville et étudié les conditions qui doivent présider au choix de tel ou tel bromure, donne la préférence au bromure d'arsenic pour les malades prédisposés aux affections cutanées.

En outre, M. Charcot conseille les douches froides pendant l'administration du médicament, pour augmenter la rapidité de son absorption. Il se fonde sur l'expérience de Fleury qui, comme vous le savez, avait remarqué que la pupille d'un individu auquel on appliquait un suppositoire avec de la belladone se dilatait aussitôt après une douche de quelques secondes. M. Bourneville qu vient d'instituer dans son service de Bicêtre un traitement méthodique de l'épilepsie par l'hydrothérapie, a déjà obtenu des résustats assez encourageants pour que je vous signale ce fait.

Dans quelques circonstances, quel que soit le mode d'administration, les bromures restent inactifs, il faut alors trouver autre chose.

Si l'on a affaire aux formes à peine ébauchées et pour ainsi dire effacées de l'épilepsie et surtout dans le petit mal, le vertige ou l'absence marquée par une défaillance de quelques secondes, Gubler recommande l'extrait de belladone déjà préconisé par Trousseau, à la dose 2 à 5 centigr. par jour, ou le sulfate d'atropine, de 1 à 5 milligr. Vous savez d'autre part qu'Herpin s'est montré très partisan des sels de zinc, qui lui ont réussi dans quelques cas; nous y avons recours encore aujourd'hui lorsque les bromures sont inefficaces. J'emploie assez volontiers, pour ma part, soit l'oxyde de zinc, à la dose de 0,30 cent. à 3 gr. par jour; le valérianate de zinc, de 0,10 à 1 gr. ; le lactate de zinc, de 0,10 à 2 gr., associés soit à l'extrait de valériane, soit à la conserve de roses.

Herpin conseillait aussi les sels de cuivre, mais je dois dire que M. Bourneville, qui les a méthodiquement expérimentés, n'a jamais obtenu de résultats bien satisfaisants. Enfin, est-il besoin d'ajouter que ces médications, qui ne s'excluent pas l'une l'autre, peuvent être combinées de plusieurs manières, c'est ce que je fais moi-même souvent avec succès depuis quinze ans. On est parfois surpris de voir des états réfractaires à l'une ou l'autre d'entre elles, prise isolément, s'amender quand elles sont prescrites simultanément, et cela, sans qu'on puisse formuler à l'avance d'indications précises.

Huchard, dans son *Traité des Névroses*, rappelle la médication préconisée par Duclos de Tours, et Hughlings Jackson qui conseillaient d'associer la digitale aux bromures; il s'en est bien trouvé dans quelques cas rebelles.

L'emploi des bromures est suivi, dans la majorité des cas, d'un résultat favorable dès le début du traitement. Mais, au bout de cinq ou six mois, ou davantage, il arrive souvent que, malgré l'usage continu du médicament, les attaques reprennent leur fréquence première. C'est à ce moment que les applications hydrothérapiques viennent donner au sel bromique l'efficacité des premiers jours et permettent non seulement de maintenir l'amélioration, mais même de la rendre plus complète (1).

Il est fréquemment nécessaire d'ajouter à toutes ces médications des toniques, tels que l'extrait mou de quin-

(1) Nos lecteurs trouveront des renseignements précis sur le *traitement hydrothérapique* de l'épilepsie, soit seul, soit combiné à divers agents pharmaceutiques, dans la thèse de M. Bricon : *Du traitement de l'épilepsie* ; th. de Paris, 1882.

quina, l'huile de foie de morue, etc. Les malades devront faire usage d'aliments d'une digestion facile et prendre un repas moins copieux le soir. Cette dernière précaution s'applique surtout aux épileptiques dont les attaques se produisent de préférence pendant le sommeil.

Enfin, nous ne devons pas perdre de vue que les épileptiques, constamment sous l'imminence de leurs attaques produites inopinément, doivent être l'objet d'une *surveillance* attentive et continue. Il faut par-dessus tout leur défendre, avec la plus grande insistance, de monter sur les chaises, les échelles, etc. ; leur recommander de fuir le bord de l'eau, de s'éloigner du feu, en un mot de s'abstenir de toute occupation ou distraction qui nécessiterait leur présence en un lieu qu'une perte brusque de connaissance pourrait rendre dangereux.

Nombre d'accidents souvent mortels auraient été évités si ces recommandations avaient été faites et suivies.

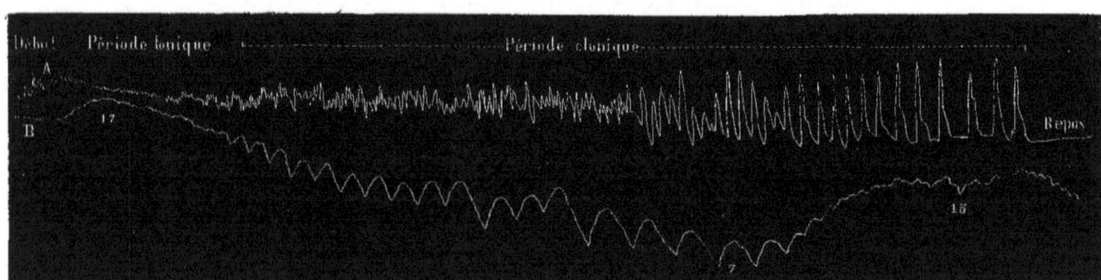

Planche 1.— Epilepsie absinthique chez le chien. Tracés obtenus à l'aide du tambour enregistreur de Marey A. Mouvements convulsifs de la patte postérieure gauche. — B. Tension artérielle aux différentes périodes de l'attaque

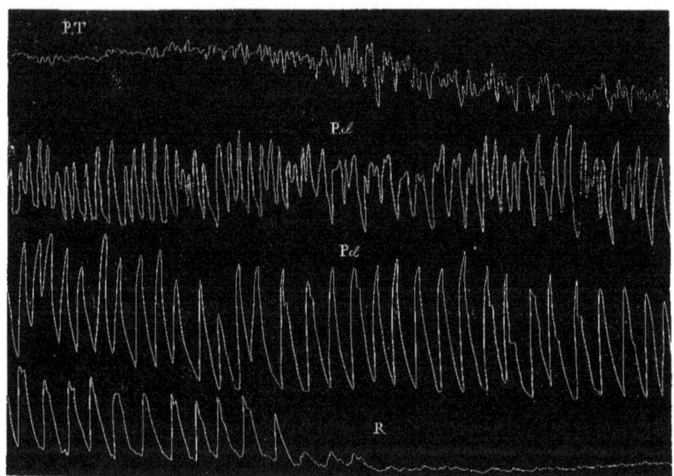

Planche 2.— Attaque d'épilepsie essentielle chez un garçon de 16 ans.—Tracé obtenu par M. Briand à l'aide du myographe à transmission de Marey appliqué sur le muscle sterno-cléido-mastoïdien.

P. T., Période tonique;—P., cl., Période clonique —R., Repos.—Chacune des trois dernières courbes est la continuation de la courbe placée immédiatement au-dessus.

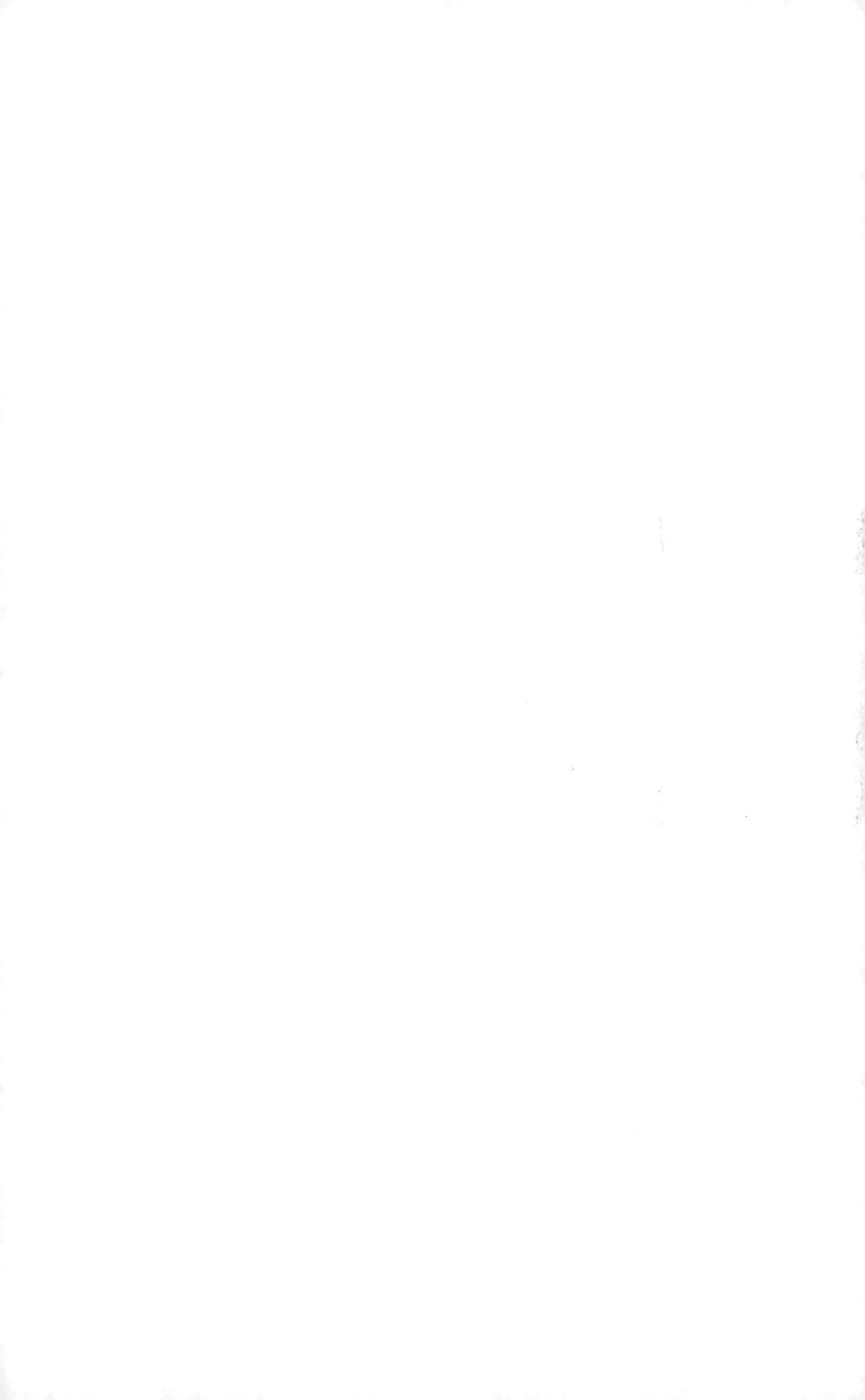

TABLE DES MATIÈRES

PREMIÈRE LEÇON

Préliminaires. Aura.

DEUXIÈME LEÇON

Attaques ; Vertiges ; Epilepsie larvée. Physiologie pathologique.

TROISIÈME LEÇON

Responsabilité des épileptiques. Délire. Actes. Impulsions.

QUATRIÈME LEÇON

Responsabilité des épileptiques. Délire. Actes. Impulsions. (Suite et fin.)

CINQUIÈME LEÇON

Coexistence de l'épilepsie avec certaines autres formes de maladies mentales.

SIXIÈME LEÇON

Traitement de l'épilepsie.

PARIS. — IMP. V. GOUPY ET JOURDAN, RUE DE RENNES, 71.

de la rédaction : CH FÉRÉ. — Chaque fascicule se compose de huit à neuf feuilles in-8° carré, et de plusieurs planches chromo-lithographiées. — Abonnement pour un an : PARIS : 20 fr. — FRANCE et ALGÉRIE : 22 fr. — UNION POSTALE : 23 fr.—OUTRE-MER (en dehors de l'union postale) : 25 fr. — Les numéros séparés : 4 fr. 50. — Les abonnements sont reçus aux Bureaux du *Progrès Médical*, 6, rue des Ecoles, à Paris, et dans tous les Bureaux de poste de France, de Belgique, de Suisse, de Hollande et d'Algérie, sans autres frais que le prix de l'abonnement indiqué ci-dessus. Pour les autres pays, prière d'envoyer un mandat-poste avec l'ordre d'abonnement.

AVEZOU (J.-C.) **De quelques phénomènes consécutifs aux contusions des troncs nerveux du bras et à des lésions diverses des branches nerveuses digitales. Etude clinique avec quelques considérations sur la distribution anatomique des nerfs collatéraux des doigts.** Un vol. in-8 de 144 pages.— Prix : 3 fr. 50. — Pour nos abonnés. 2 fr. 50.

BALLET (G.). **Contribution à l'étude des réflexes tendineux.** Note sur l'état de la réflectivité spinale dans la fièvre typhoïde. Brochure in-8° de 16 pages. — Prix : 75 c. — Pour nos abonnés . . . . 50 c.

BALLET (G.). — **Recherches anatomiques et cliniques sur le faisceau sensitif et les troubles de la sensibilité dans les lésions du cerveau.** Vol. in-8° de 197 pages, avec 10 figures dans le texte. Paris 1881. Prix : 3 fr. 50. — Pour nos abonnés . . . . 2 fr. 50

BALZER (F.) **Contribution à l'étude de la Broncho-Pneumonie.** Vol. de 84 pages, orné d'une planche en chromo-lithographie.—Prix : 2 fr 50. — Pour nos abonnés . . . . 1 fr. 75.

BARATOUX. *Voir* MIOT.

BÉHIER. **De la pellagre sporadique.** Leçons faites à l'Hôtel-Dieu les 14 et 18 juillet 1873, recueillies par MM. Liouville et Straus. Brochure in-8 de 24 pages. — Prix : 75 c. — Pour nos abonnés . . . . 50 c.

BÉHIER. **Étude de quelques points de l'urémie.** (Clinique, théories, expériences.) Leçons faites à l'Hôtel-Dieu les 12 et 14 mars 1873, recueillies par MM. Liouville et Straus. Brochure in-8° de 25 pages. — Prix : 75 c. — Pour nos abonnés . . . . 50 c.

BESSON (I.). **Dystocie spéciale dans les accouchements multiples.** Volume in-8° de 92 pages.— Prix : 2 fr. — Pour nos abonnés. 1 fr.25.

BÉTOUS. **Étude sur le tabes dorsal spasmodique.** Brochure in-8° de 46 pages. — Prix : 1 fr. 50. — Pour nos abonnés . . . . 1 fr.

BEURMANN (DE). *Voir* VIDAL.

BITOT. **Essai de stasimétrie ou de mesure de la consistance des corps organiques mous.** (Etude de la consistance du corps vitré.) Brochure in-8° de 21 pages, avec 8 figures dans le texte. — Prix : 75 c. — Pour nos abonnés. . . . . 50 c.

BITOT. **Essai de topographie cérébrale par la cérébrotomie méthodique.** Conservation des pièces normales et pathologiques par un procédé particulier. Un volume in-4° de 40 pages de texte avec 7 figures intercalées et 17 planches en photographie représentant des coupes cérébrales, 1878. — Prix : 12 fr.— Pour nos abonnés . . . . 9 fr.

BITOT. **La capsule interne et la couronne rayonnante d'après la cérébrotomie methodique.** Un volume in-8° de 48 pages avec 14 planches hors texte. — Prix 5 fr. —Pour nos abonnés. . . . . . . 3 fr. 50.

BITOT (P.). **Contribution à l'étude du mécanisme et du traitement de l'hémorrhagie liée à l'insertion vicieuse du placenta.** Volume in-8 de 184 pages. — Prix : 3 fr. 50. — Pour nos abonnés . . . . 2 fr. 50

BLAISE (H.) **De la cachexie pachydermique** (myxœdème des auteurs anglais). Brochure in-8° de 40 pages.—Prix : 1 fr. 25.—Pour nos abonnés 90 c.

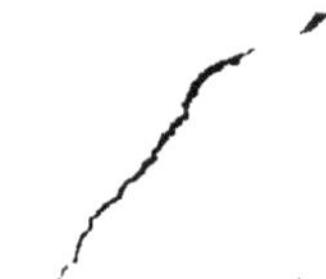

BLANCHARD (R). **De l'anesthésie par le protoxyde d'azote,** par la méthode du professeur P. BERT. — Un volume de 101 pages avec 3 figures. — Prix : 3 fr. — Pour nos abonnés . . . . 2 fr.

BLOCQ (P.). **Note sur un cas de rétrécissement des deux orifices auriculo-ventriculaires.** Brochure in-8° de 7 pages. — Prix : 50 c. — Pour nos abonnés. . . . . 35 c.

BLONDEAU (A.) **Etude clinique sur le pouls lent permanent avec attaques syncopales et épileptiformes.** — Un vol. in-8 de 72 pages.— Prix : 2 fr. — Pour nos abonnés . . . . 1 fr. 35

BLONDEAU. *Voir* BOURNEVILLE.

BOE (J. B. F.). **Essai sur l'aphasie consécutive aux maladies du cœur.** Un vol. in-8 de 164 pages.— Prix : 3 fr. — Pour nos abonnés . . 2 fr.

BONNEFOY. *Voir* ONIMUS.

BONTEMPS. **De la mort subite chez les jeunes enfants.** Un vol. in-8 de 83 p. — Prix : 3 fr. — Pour nos abonnés . . . . 2 fr.

BOUCHARD. *Voir* CHARCOT.

BOUDET de PARIS (M.). **Des actes musculaires dans la marche de l'homme.** Brochure in-8 de 12 pages — Prix : 0 fr. 60. — Pour nos abonnés . . . . 40 cent.

BOUDET de PARIS (M.). **Note sur deux cas d'occlusion intestinale traités et guéris par l'électricité.** Brochure in-8 de 16 pages. — Prix : 0 fr. 60. — Pour nos abonnés . . . . 40 cent.

BOUDET de PARIS (M.). **Traitement de la douleur par les vibrations mécaniques.** Brochure in-8° de 7 pages. — Prix : 50 cent. — Pour nos abonnés. . . . . 35 c.

BOUDET DE PARIS. *Voir* DEBOVE, HAYEM.

BOURNEVILLE **Études cliniques et thermométriques sur les maladies du système nerveux** Premier fascicule : Hémorrhagie et ramollissement du cerveau. Paris, 1872. In-8 de 168 pages avec 22 fig. — Prix : 3 fr. 50. Pour nos abonnés, 2 fr. 50. — Deuxième fascicule : Urémie et éclampsie puerpérale ; épilepsie et hystérie. Paris, 1873. In-8 de 160 p, avec 14 fig. — Prix : 3 fr. 50. — Pour nos abonnés. . . . . 2 fr. 50.

BOURNEVILLE et BLONDEAU. **Des services d'accouchements dans les hôpitaux de Paris**. Brochure in-8° de 49 pages. Paris, 1881.— Prix 1 fr. — Pour nos abonnés . . . . 75 c.

BOURNEVILLE. **Le choléra à l'hôpital Cochin.** (Étude clinique). Paris, 1865. Brochure de 48 pages, — Prix : 1 fr.— Pour nos abonnés. . 70 c.

BOURNEVILLE. **Mémoire sur la condition de la bouche chez les idiots,** suivi d'une étude sur la médecine légale des aliénés. Paris, 1863. Gr. in-8 de 28 p. à deux colonnes.— Prix : 1 fr.— Pour nos abonnés, 70 c.

BOURNEVILLE. **Notes et observations cliniques et thermométriques sur la fièvre typhoïde.** Vol. in-8 compacte de 80 pages, avec 10 tracés en chromo-lithographie.— Prix : 3 fr. — Pour nos abonnés. . . . 2 fr.

BOURNEVILLE. **Recherches cliniques et thérapeutiques sur l'épilepsie et l'hystérie.** Vol. in-8 de 200 pages avec 5 fig. dans le texte et 3 planches.— Prix : 4 fr. — Pour nos abonnés. . . . . 2 fr. 75.

BOURNEVILLE. **Science et miracle : Louise Lateau ou la Stigmatisée belge.** Vol. in-8 de 88 pages avec 2 fig. dans le texte et une eau forte dessinées par P. Richer. — 2° édition, revue, corrigée et augmentée. — Prix : 2 fr. 50. — Pour nos abonnés. . . . . 1 fr. 50

BOURNEVILLE. **Écoles municipales des infirmières laïques ; laïcisation**

de l'Assistance publique. (Discours prononcés en 1880, 1881, 1882). Trois brochures in-8°. — Prix de chacune de ces brochures : 50 c.— Pour nos abonnés . . . . 30 c.

BOURNEVILLE. **Laïcisation de l'assistance publique.** Conférence faite à l'Association philotechnique le 26 décembre 1880. Brochure in-8° de 23 pages. — Prix 75 cent. — Pour nos abonnés. . . . . 50 c.

BOURNEVILLE. **Mémoire sur l'inégalité de poids entre les hémisphères cérébraux des épileptiques.** Brochure grand in-8° de 8 pages.— Prix : 50 c. — Pour nos abonnés. . . . . 35 c.

BOURNEVILLE et L. GUÉRARD. **De la sclérose en plaques disséminées.** Vol. gr. in-8 de 240 pages avec 10 fig. et 1 planche. — Prix : 4 fr. 50. — Pour nos abonnés . . . . 3 fr.

BOURNEVILLE et d'OLIER. **Recherches cliniques et thérapeutiques sur l'épilepsie, l'hystérie et l'idiotie.** Compte-rendu du service des épileptiques et des enfants idiots et arriérés, de Bicêtre, pendant l'année 1880. Brochure in-8° de 74 pages.—Prix : 3 fr.— Pour nos abonnés 2 fr.

BOURNEVILLE et REGNARD. **Iconographie photographique de la Salpêtrière.** Cet ouvrage paraît par livraisons de 8 à 16 pages de texte et 4 photo-lithographies. Douze livraisons forment un volume. Les *trois premiers volumes* sont en vente. — Prix de la livraison : 3 fr. — Prix du volume : 30 fr. — Pour les abonnés du *Progrès médical*, prix du volume, 20 fr. — 3° volume complet : 1re livraison, nouvelle observation d'hystéro-épilepsie ; — 2° livraison, variétés des attaques hystériques ; — 3° et 4° livraisons, des régions hystérogènes ;—5°, 6° et 7° livraisons, du sommeil des hystériques ; — 7°-12° livraisons, des attaques de sommeil : hypnotisme, somnambulisme, catalepsie, sabbat, etc. — Nous avons fait relier quelques exemplaires dont le texte et les planches sont montés sur onglets ; demi-reliure, tranche rouge, non rognés.— Prix de la reliure. 5 fr.

BOURNEVILLE et TEINTURIER. **G. V. Townley ou du diagnostic de la folie au point de vue légal.** Paris, 1865. Brochure in-8 de 16 pages.— Prix: 0 fr 50. — Pour nos abonnés . . . . 35 ecnt.

BOURNEVILLE et TEINTURIER. **Le sabbat des sorciers.** — 1er volume de la *Bibliothèque diabolique*. Brochure in-8° de 40 pages, avec 25 figures dans le texte et une grande planche hors texte. Il a été fait de cet ouvrage un tirage de 500 exemplaires numérotés à la presse ; 300 exemplaires sur papier blanc, vélin. N°s 1 à 300. — Prix : 3 fr. — Pour nos abonnés 2 fr. 50. (Tirage dont il ne nous reste que quelques exemplaires); 150 exemplaires sur parchemin, N°s 301 à 450. — Prix : 4 fr. — Pour nos abonnés, 3 fr. — 50 exemplaires sur japon, N°s 451 à 500. — Prix : 6 fr. — Pour nos abonnés, 5 fr. — Nous avons fait cartonner quelques exemplaires sur papier vélin ; dos toile, plats marbrés, tranches non rognées. Prix du cartonnage . . . . 1 fr.

BOURNEVILLE. *Voir* CHARCOT.

BOYER (H. Cl. de). **Note sur un cas de méningite cérébro-spinale aiguë d'origine rhumatismale.** Brochure in-8° de 20 pages — Prix : 75 cent. — Pour nos abonnés. . . . . 50 c.

BOYER (H. Cl. DE). **De la thermométrie céphalique.** Brochure in-8° de 28 pages. — Prix, 60 cent. — Pour nos abonnés. . . . . . . 40 cent.

BOYER (H. Cl. DE). **Études topographiques sur les lésions corticales des hémisphères cérébraux.** Volume in-8 de 290 pages, avec 104 figures intercalées dans le texte et une planche. Paris, 1879. — Prix : 6 fr. — Pour nos abonnés. . . . . 4 fr.

BRICON (P.). **Du traitement de l'épilepsie.** (Hydrothérapie. — Arsénicaux. — Magnétisme minéral.— Sels de pilocarpine). Vol. in-8° de 262 p., avec 15 fig. dans le texte. Paris, 1882. — Prix : 5 fr. — Pour nos abonnés. . . . . 3 fr. 50

BRISSAUD (E.). **Faits pour servir à l'histoire des dégénérations secondaires dans le pédoncule cérébral.** Brochure in-8 de 20 pages avec 8 figures. — Prix : 75 cent. — Pour nos abonnés. . . . . 50 cent.

BRISSAUD (E.). **Recherches anatomo-pathologiques et physiologiques sur la contracture permanente des hémiplégiques.** Un vol. in-8 de 210 pages avec 42 figures dans le texte. — Prix : 5 fr. — Pour nos abonnés . . . . 4 fr.

BRISSAUD. *Voir* CHARCOT et FOURNIER.

BRISSAUD (E.) ET MONOD (E.) **Contribution à l'étude des tumeurs congénitales de la région sacro-coccygienne.** Paris, 1877, Vol in-8 de 16 pages. — Prix : 50 cent. — Pour nos abonnés. . . . . . . 35 cent.

BRODIE (B). **Leçons sur les affections nerveuses locales,** traduites de l'anglais par le Dr Douglas-Aigre. — Volume in-8 de 62 pages. — Prix : 1 fr. 50 ; Pour nos abonnés . . . . 1 fr.

BUDIN (P.). **De la tête du fœtus au point de vue de l'obstétrique.** Recherches cliniques et expérimentales. Gr. in-8 de 112 pages, avec de nombreux tableaux 10 figures intercalées dans le texte, 36 planches noires et une planche en chromo-lithographie. — Prix : 10 fr. — Pour nos abonnés. . . . . 6 fr.

BUDIN (P.). **Recherches sur l'Hymen et sur l'orifice vaginal.** Volume in-8 de 40 pages avec 24 figures. — Prix : 1 fr. 50. — Pour nos abonnés, 1 fr.

BUDIN (P.). **De certains cas dans lesquels la docimasie pulmonaire hydrostatique est impuissante à donner la preuve de la respiration.** Brochure in-12 de 16 pages. — Prix : 40 c. — Pour nos abonnés 30 c.

BUDIN (P.). **Obstétrique** (Recherches cliniques). — **Le palper abdominal. — La présentation du siège. — Le releveur de l'anus chez la femme.** Un vol. in-8° de 48 pages, avec fig. dans le texte — Prix : 1 fr. 50. — Pour nos abonnés . . . . 1 fr.

BUDIN (P.). **Recherches physiologiques et cliniques sur les accouchements.** Une brochure in-8° de 36 pages. — Prix : 1 fr. 25. — Pour nos abonnés. . . . . 90 c.

CARTAZ (A.). **Notes et observations sur le tétanos traumatique.** Brochure in-8 — Prix : 50 cent. — Pour nos abonnés . . . . 35 cent.

CHARCOT (J.-M.). **Leçons sur les maladies du système nerveux,** faites à la Salpêtrière, recueillies et publiées par BOURNEVILLE. Tome I : **Troubles trophiques; — Paralysie agitante; — Sclérose en plaques; — Hystéro-épilepsie.** Paris, 1880. 4e édition. Vol. in-8 de 428 pages avec 25 figures et 10 planches en chromo-lithographie. — Prix : 13 fr. — Pour nos abonnés . . . . 10 fr.

CHARCOT (J.-M.). **Leçons sur les maladies du système nerveux,** faites à la Salpêtrière, recueillies et publiées par BOURNEVILLE. Tome II : *De anomalies de l'ataxie locomotrice*. — *De la compression lente de la moell épinière* (mal de Pott, cancer vertébral, etc.); — *Des amyotrophies* (paralysie infantile, paralysie spinale de l'adulte, atrophie musculaire protopathique, sclérose des cordons latéraux, etc.) ; — *Tabès dorsal spasmodique*; — *Hémichorée post-hemiplégique*; — *Paraplégies urinaires*; — *Vertige de Ménière* ; — *Epilepsie partielle d'origine syphilitique* ; — *Athétose*; — *Appendice*, etc. Paris, 1880 3e édit. Vol. in-8° de 496 pages avec 33 figures dans le texte et 10 planches en chromo-lithographie. — Prix : 14 fr. — Pour nos abonnés. . . . . 10 fr.

CHARCOT (J.-M.). **Leçons sur les localisations dans les maladies de** la **moelle épinière**, recueillies et publiées par E. BRISSAUD. Vol. in-8 de 260 pages avec 45 figures dans le texte. — Prix : 6 fr. — Pour nos abonnés . . . . 4 fr.

CHARCOT (J.-M.). **Leçons sur les localisations dans les maladies du cerveau et de la moelle épinière**, recueillies et publiées par BOURNEVILLE et E. BRISSAUD. In-8 de 428 pages avec 87 figures dans le texte. — Prix : 11 fr. — Pour nos abonnés . . . . 8 fr.

CHARCOT (J.-M.). **Leçons sur les maladies du foie, des voies biliaires et des reins**, faites à la Faculté de médecine de Paris, recueillies et publiées par BOURNEVILLE, SEVESTRE et BRISSAUD. Deuxième édition augmentée des LEÇONS SUR LES CONDITIONS PATHOGÉNIQUES DE L'ALBUMINURIE. Un volume in-8 de 442 pages, orné de 37 figures et de 7 planches chromo-lithographiques. — Prix : 12 fr. — Pour nos abonnés. . . . . 8 fr.

CHARCOT (J.-M.). **La médecine empirique et la médecine scientifique.** Parallèle entre les anciens et les modernes. — Leçon d'ouverture d'un cours de pathologie interne professé à l'Ecole pratique de médecine pendant le semestre d'été 1867. Brochure in-8 de 24 pages. — Prix : 50 c. — Pour nos abonnés. . . . . 35 c.

CHARCOT (J.-M.). **Note sur l'état anatomique des muscles et de la moelle épinière dans un cas de paralysie pseudo-hypertrophique.** Brochure in-8 de 13 pages. — Prix : 50 c. — Pour nos abonnés. . 35 c.

CHARCOT (J.-M.). **Leçons sur les conditions pathogéniques de l'albuminurie**, recueillies par E. BRISSAUD. Un volume in-8° de 51 pages. Paris, 1881. — Prix : 3 fr. — Pour nos abonnés . . . . 2 fr.

CHARCOT (J.-M.). **Leçons cliniques sur les maladies des vieillards et les maladies chroniques.** Un fort volume in-8 de 310 pages avec figures dans le texte et 3 planches en chromo-lithographie. — Prix : cartonné à l'anglaise : 8 fr. — Pour nos abonnés. . . . . 7 fr.

CHARCOT (J.-M.) et BOUCHARD (CH.). **Sur les variations de la température centrale qui s'observent dans certaines affections convulsives et sur la distinction qui doit être établie à ce point de vue entre les convulsions toniques et les convulsions cloniques.** Brochure in-8. — Prix : 60 cent. — Pour nos abonnés. . . . . . . 40 cent.

CHARCOT (J.-M.) et GOMBAULT. **Note sur un cas de lésions disséminées des centres nerveux observées chez une femme syphilitique.** Brochure in-8 avec planches chromo-lithog. — Prix : 1 fr. — Pour nos abonnés. . . . . 70 c.

CHARCOT (J.-M.) et GOMBAULT. **Contribution à l'étude anatomique des différentes formes de la cirrhose du foie.** Brochure in-8 de 37 pages, avec 2 pl. en chromo-lithographie. — Prix : 2 fr. — Pour nos abonnés . . . . 1 fr. 50

CHARCOT (J.-M.) et PITRES (A.). **Nouvelle contribution à l'étude des localisations motrices dans l'écorce des hémisphères du cerveau.** Brochure in-8° de 56 pages avec figures dans le texte. — Prix : 2 fr. — Pour nos abonnés. . . . . 1 fr. 35.

CHARPENTIER. *Voir* LANDOLT.

CHOUPPE (H.). **Recherches thérapeutiques et physiologiques sur l'ipéca.** Paris, 1873. Brochure in-8 de 40 pages. — Prix 1 fr. — Pour nos abonnés. . . . . 70 cent.

COHNHEIM (J.) **La tuberculose considérée au point de vue de la doctrine de l'infection.** Traduit de l'allemand par R. DE MUSGRAVE CLAY, sur une deuxième édition considérablement modifiée. Brochure in-8 de 38 p. Paris, 1882. — Prix : 1 fr. 25. — Pour nos abonnés . . 90 c.

COMBY (J.). **De l'empyème pulsatile.** Brochure in-8 de 51 pages. Paris, 1882. — Prix : 2 fr. — Pour nos abonnés . . . . 1 fr. 35

CORNILLON (J.). **Des accidents des plaies pendant la grossesse et l'état puerpéral.** Brochure in-8° de 70 pages. — Prix : 2 fr. — Pour nos abonnés. . . . . 1 fr. 35

CORNILLON (J.). **Action physiologique des alcalins dans la glycosurie.** — Prix : 60 cent. — Pour nos abonnés. . . . . 40 cent.

CORNILLON (J.). **De la contracture uréthrale dans les rétrécissements périnéens.** Brochure in-8 de 60 pages. — Prix : 1 fr. 50. — Pour nos abonnés . . . . 1 fr. 70.

CORNILLON (J.). **La folie des grandeurs.** In-8 de 60 pages. 2 fr. 50. — Pour nos abonnés. . . . . 1 fr. 70.

CORNILLON (J.). **Rapports du diabète avec l'arthritis et de la dyspepsie avec les maladies constitutionnelles.** Un vol. in-8 de 48 pages Paris, 1878. — Prix : 1 fr. 50.— Pour nos abonnés. . . . . 1 fr.

COTARD **Du délire des négations.** Brochure in-8° de 28 pages.— Prix : 75 c. — Pour nos abonnés. 50 c.

COTTIN. *Voir* DUPLAY.

COULBAULT (G.). **Des lésions de la corne d'Ammon dans l'épilepsie.** Brochure in-8° de 65 pages. Paris, 1881. — Prix : 2 fr. — Pour nos abonnés . . . . 1 fr. 35

CUFFER. **Des causes qui peuvent modifier les bruits de souffle intra et extra-cardiaques, et en particulier de leurs modifications sous l'influence des changements de la position des malades.** Valeur séméiologique de ces modifications. — Prix : 1 fr. 50. — Pour nos abonnés. . . . . 1 fr

DAGONET (H.). **Inauguration des cours de l'Ecole professionnelle d'infirmiers et d'infirmières sous la présidence de M. Floquet.** Leçon d'ouverture faite à l'asile Sainte-Anne le 9 février 1882. Brochure in-8° de 15 pages. — Prix : 50 c. — Pour nos abonnés. . . . . 35 c.

DAGONET (H.). **Des réformes à introduire dans la loi de juin 1838 et les asiles d'aliénés.** Brochure in-8° de 32 pages. Paris, 1882. — Prix : 1 fr. — Pour nos abonnés. . . . . 70 c.

DAGONET. **Une enquête à l'asile Sainte-Anne.** Brochure in-8° de 16 pages. Paris, 1881. — Prix : 50 c. — Pour nos abonnés. . . . 35 c.

DANILLO. **Recherches cliniques sur la fréquence des maladies sexuelles chez les aliénées** ; brochure in-8 de 20 pages. — Prix, 75 c. — Pour nos abonnés. . . . . 50 c.

DAREMBERG (G.). **Les méthodes de la chimie médicale.** In-8 de 19 pages. — Prix : 60 cent. — Pour nos abonnés. . . . . 40 cent.

DEBOVE (M.) **Notes sur la méningite spinale tuberculeuse, sur l'hémiplégie saturnine et l'hémianesthésie d'origine alcoolique.** Une brochure in-8° de 24 pages avec deux figures.— Prix 75 cent.— Pour nos abonnés. . . . . 50 cent.

DEBOVE (M.) **Notes sur l'emploi des aimants dans les hémianesthésies liées à une affection cérébrale ou à l'hystérie.** Brochure in-8. — Prix : 50 cent.— Pour nos abonnés. . . . . 25 cent.

DEBOVE (M.). **Contribution à l'étude des arthropathies tabétiques.** Brochure in-8° de 16 pages. Paris, 1881. — Prix: 75 c. — Pour nos abonnés . . . . 50 c.

DEBOVE (M.) et BOUDET de PARIS. **Recherches sur la pathogénie des**

tremblements. Brochure in-8° de 24 pages. Paris, 1881. — Prix : 1 fr. — Pour nos abonnés . . . . 70 c.

DEBOVE et BOUDET DE PARIS. **Recherches sur l'incoordination motrice chez les ataxiques**. Brochure in-8° de 16 pages. — Prix : 60 c. — Pour nos abonnés. . . . . 40 cent.

DEBOVE. *Voir* LIOUVILLE.

DEHENNE (A.). **Note sur une cause peu connue de l'érysipèle**. Paris. 1874. Brochure in-8. — Prix : 0 fr. 50. — Pour nos abonnés. . 35 cent.

DÉJERINE (J). **Recherches sur les lésions du système nerveux dans la paralysie ascendante aiguë**. Un volume in-8 de 66 pages. — Paris 1879. — Prix : 2 fr. — Pour nos abonnés. . . . . 1 fr. 50.

DELASIAUVE. **De la clinique à domicile et de l'enseignement qui s'y rattache, dans ses rapports avec l'Assistance publique** Paris, 1877, Brochure in-8 de 16 p. — Prix : 50 c. — Pour nos abonnés 35 cent.

DELASIAUVE. **Du double caractère des phénomènes psychiques** Prix : 50 cent. — Pour nos abonnés . . . . 35 cent.

DELASIAUVE. **Classification des maladies mentales ayant pour double base la psychologie et la clinique**. Paris, 1877. In-8 de 24 pages. — Prix, pour nos abonnés. 50 cent

DELASIAUVE. **Traité de l'épilepsie**. Un gros volume in-8 de 560 pages. — Prix : 3 fr. 50. — Pour nos abonnés. . . . . 2 fr. 50.

DELASIAUVE (J.). **Journal de médecine mentale**, résumant au point de vue médico-psychologique, hygiénique, thérapeutique et légal, toutes les questions relatives à la folie, aux névroses convulsives et aux défectuosités intellectuelles et morales, à l'usage des médecins praticiens, des étudiants en médecine, des jurisconsultes, des administrateurs et des personnes qui se consacrent à l'enseignement. Dix volumes (1860-1870). — Prix : 50 fr. — Pour nos abonnés. . . . . 40 fr.

DELASIAUVE. **Classification des folies**. Discussion à propos d'une prétendue monomanie religieuse. Brochure in-8° de 31 pages. Paris, 1882. — Prix : 1 fr. 25. — Pour nos abonnés. . . . . 90 c.

DELASIAUVE. **Distribution des prix à l'École des enfants idiots et épileptiques de la Salpêtrière**. (Discours). Brochure in-8° de 7 pages. — Prix : 30 c. — Pour nos abonnés . . . . 20 c.

DRANSART (H.-N). **Contribution à l'anatomie et à la physiologie pathologiques des tumeurs urineuses et des abcès urineux** Brochure in-8 de 32 pages avec 1 figure. — Prix : 70 cent. — Pour nos abonnés. . . . . 40 cent.

DU BASTY. **De la piqûre des hyménoptères porte-aiguillon**. Gr. in-8 de 48 pages. — Prix 1 fr. 25. — Pour nos abonnés . . . . . . 85 cent.

DUBRISAY (J.). **De la réorganisation des services d'accouchements dans les hôpitaux et chez les sages-femmes agréées** Brochure in-8° de 28 pages. — Prix : 75 c. — Pour nos abonnés. . . . . 50 c.

DUGUET et VEIL. **Lymphadénome de la rate** étendu au diaphragme, à la plèvre, aux poumons et aux ganglions lymphatiques, sans leucémie Pleurésie cloisonnée. Cachexie. Brochure in-8° de 16 pages. — Prix, 60 cent. — Pour nos abonnés. . . . . 40 cent.

DUPLAY (S.). **Conférences de clinique chirurgicale**, faites aux hôpitaux de Saint-Louis et Saint-Antoine, recueillies et publiées par Duret et Marot, internes des hôpitaux. — In-8 de 180 pages. Prix : 3 fr. 50. — Pour nos abonnés. . . . . 2 fr. 50

DUPLAY (S.) Conférences de clinique chirurgicale, faites à l'hôpital

Saint-Louis, recueillies et publiées par E. Golay et Cottin. In-8 de 150 pages. — Prix : 3 fr. — Pour nos abonnés . . . . 2 fr.

DUPLAY (P.) et DURET (H.). **Leçons sur les périarthrites coxo-fémorales.** Maladies des bourses séreuses péri-trochantériennes et du grand trochanter simulant la coxalgie. Brochure in-8° de 18 pages. — Prix : 60 c. — Pour nos abonnés. . . . . 40 c.

DUPUY (L.-E.). **Des injections sous-cutanées d'éther sulfurique.** De leur application au traitement du choléra dans la période algide. Brochure in-8° de 50 pages. — Prix : 1 fr. 50. — Pour nos abonnés 1 fr.

DUPUY (L.-E.). **Etude sur quelques lésions du mésentère dans les hernies.** Broch. in-8 de 16 p.— Prix : 50 cent. — Pour nos abonnés 35 c.

DURAND-FARDEL (M.) **Considérations sur le caractère nosologique qu'il convient d'attribuer au rhumatisme articulaire aigu ou fièvre arthritique.** Brochure in-8 de 20 pages. — Prix : 0 fr. 75. — Pour nos abonnés . . . . 50 c.

DURET (H.). **Des contre-indications à l'anesthésie chirurgicale.** Un vol. in-8 de 280 pages.— Prix : 5 fr.— Pour nos abonnés. . . . 4 fr.

DURET (H.) **Études expérimentales et cliniques sur les traumatismes cérébraux.** Un volume in-8° de 330 pages, orné de 18 planches doubles en chromo-lithographie et lithographie, et de 39 figures sur bois intercalées dans le texte Paris, 1878. Prix : 15 fr. — Pour nos abonnés. 10 fr.

DURET (H.). **Étude générale de la localisation dans les centres nerveux**, suivie d'une **Étude critique sur les recherches de physiologie des localisations en Allemagne.** Vol. in-8° de 236 pages.— Prix : 3 fr. — Pour nos abonnés . . . . 2 fr.

DURET (H.). **Sur la Synovite fibreuse et ses rapports avec la tumeur blanche.** Brochure in-8 avec deux planches.— Prix : 1 fr. — Pour nos abonnés. . . . . 75 cent.

DURET (H.). *Voir* DUPLAY, FERRIER.

DUVAL (Mathias). **La corne d'Ammon.** (Morphologie et embryologie.) Brochure in-8° de 51 pages, avec 4 planches. Paris, 1882.— Prix: 2 fr. 50. — Pour nos abonnés.. . . . . 1 fr. 70

ERLITZKY (A.). **De la structure du tronc du nerf auditif.** Brochure in-8° de 20 pages avec une planche en chromo-lithographie. Paris, 1881. — Prix : 1 fr. 50. — Pour nos abonnés . . . . 1 fr.

FÉRÉ (Ch.). **Du cancer de la vessie.** Un volume in-8° de 144 pages. — Prix : 3 fr. — Pour nos abonnés . . . . 2 fr.

FÉRÉ (Ch.) **Contribution à l'étude des troubles fonctionnels de la vision par lésions cérébrales.** (Amblyopie croisée et Hémianopsie). Un vol. in-8° de 241 pages. Paris, 1882. — Prix 3 fr. 50. — Pour nos abonnés . . . . 2 fr. 50.

FÉRÉ (Ch.). **Notes pour servir à l'histoire de l'hystéro-épilepsie** (De l'amblyopie croisée et de l'hémianopsie d'origine cérébrale). Brochure in-8° de 54 pages avec fig. dans le texte. Paris, 1882. — Prix : 2 fr. — Pour nos abonnés. . . . . 1 fr. 35

FÉRÉ (Ch.). **Etude expérimentale et clinique sur quelques fractures du bassin.** Brochure in-8 de 36 pages. — Prix : 1 fr. 25 — Pour nos abonnés . . . . 1 fr.

FÉRÉ (Ch.). **Fractures par torsion de la partie inférieure du corps du fémur.** Brochure in-8° de 8 pages avec 2 figures.— Prix : 30 cent. — Pour nos abonnés. . . . . 20 cent.

FÉRÉ. (Ch.). **Note pour servir à l'histoire des luxations et des fractures du sternum.** Brochure in-8. de 16 pages. — Prix : 0 fr. 60. — Pour nos abonnés. . . . . 40 cent.

FÉRÉ (Ch.) et QUERMONNE (L.). **Contribution à l'histoire des phénomènes simulés ou provoqués chez les hystériques.** (Craquements articulaires et synoviaux). Brochure in-8° de 7 pages. Paris, 1882. — Prix : 40 c. — Pour nos abonnés . . . . 30 c.

FÉRÉ. *Voir* GUYON.

FERRIER. **Recherches expérimentales sur la physiologie et la pathologie cérébrales.** Traduction avec l'autorisation de l'auteur, par H. DURET. In-8 de 74 p. avec 11 fig. dans le texte. — Prix : 2 fr. — Pour nos abonnés. . . . . 1 fr. 35.

FOURNIER. (A.) **De la pseudo-paralysie générale d'origine syphilitique.** Leçons recueillies par E. Brissaud. Paris, 1878. In-8 de 24 pages. — Prix : 1. fr. — Pour nos abonnés . . . . 65 cent.

GOMBAULT (A.). **Contribution à l'étude anatomique de la névrite parenchymateuse subaiguë ou chronique.** (Névrite segmentaire périaxile). Brochure in-8° de 46 pages, avec 2 pl. chromo-lithographiques. Paris, 1880. — Prix : 2 fr. — Pour nos abonnés. . . . . 1 fr. 35

GIRALDÈS (J.-A.) **Recherches sur les kystes muqueux du sinus maxillaire.** Prix : 1 fr. 50. — Pour nos abonnés. . . . . 1 fr.

GIRALDÈS (J.-A.) **Etudes anatomiques ou recherches sur l'organisation de l'œil considéré chez l'homme et chez quelques animaux.** Paris, 1866. In-4 de 83 pages avec 7 planches. — Prix : 3 fr. 50. — Pour nos abonnés . . . . 2 fr. 50

GIRALDÈS (J.-A.) **Des luxations de la mâchoire.** In-4 de 50 pages avec 2 planches. — Prix : 2 fr. — Pour nos abonnés. . . . . 1 fr. 35

GIRALDÈS (J.-A.) **De l'anatomie appliquée aux beaux-arts.** Cours professé à l'Athénée des Beaux-Arts. Compte rendu par Mlle Lina Jaunez, Paris 1856. In-8 de 8 pages. — Prix : . . . . 50 cent.

GIRALDÈS (J.-A.) **Plan général d'un cours d'anatomie** appliqué au. beaux-arts. Paris 1857. In-8 de 8 pages. — Prix : . . . . 50 cent.

GIRALDÈS (J.-A.) **Recherches anatomiques sur le corps innominé.** Paris 1861. In-8 de 12 pages avec 5 planches. — Prix : 1 fr. 50. — Pour nos abonnés. . . . . 1 fr.

GIRALDÈS (J.-A.) **De la féve de Calabar.** Note présentée au Congrès médico-chirurgical de France tenu à Rouen le 30 septembre 1863. Paris, 1864, Brochure in-8 de 8 pages avec figures. — Prix. . . . . 50 cent.

GIRALDÈS (J.-A.) **Note sur les tumeurs dermoïdes du crâne.** Paris, 1866. In-8 de 7 pages. Prix. . . . . 40 cent.

GOLAY (E.) **Des abcès douloureux des os.** Un volume in-8 de 162 pages. —Paris, 1879. — Prix : 3 fr. 50. — Pour nos abonnés . . . . . . 2 fr. 50

GOLAY. *Voir* DUPLAY.

GOMBAULT. **Etude sur la sclérose latérale amyotrophique.** Prix : 2 fr. — Pour nos abonnés. . . . . 1 fr. 35

GOMBAULT. *Voir* CHARCOT.

GUÉRARD. *Voir* BOURNEVILLE.

GUÉRIN. (A.). **Du pansement ouaté.** Résultats obtenus à l'Hôtel-Dieu pendant l'année 1876. Brochure de 24 pages. — Prix : 0 fr. 75. — Pour nos abonnés. . . . . 50 cent.

GUYON (F.) et FÉRÉ (Ch.). **Note sur l'atrophie musculaire consécutive à quelques traumatismes de la hanche.** Brochure in-8° de 14 pages. Paris, 1881. — Prix : 50 c. — Pour nos abonnés. . . . . 35 c.

HADDEN. **Du myxœdème.** Une petite plaquette in-8 de 16 pages. — Prix : 0 fr. 60. — Pour nos abonnés . . . . 40 cent.

HAYEM (G.). **Leçons cliniques sur les manifestations cardiaques de la fièvre typhoïde**, recueillies par Boudet de Pâris. In-8 de 88 pages avec 5 figures. — Prix : 2 fr. 50. — Pour les abonnés. . . . . . 1 fr. 70

HÉRAUD. (A.). **Etude diagnostique sur deux cas de syphilome bucco-lingual.** Un vol. in-8 de 34 pages. — Prix : 1 fr. 50. — Pour nos abonnés. . . . . 1 fr.

HILLAIRET. **Leçons sur les maladies de la peau.** Brochure in-8 de 31 pages. — Prix : 1 fr. — Pour nos abonnés. . . . . 70 c.

HUBLÉ (M.). **Recherches cliniques et thérapeutiques sur l'Epilepsie.** Un vol in-8° de 190 pages. Paris, 1881. — Prix : 3 fr. 50. — Pour nos abonnés. . . . . 2 fr. 50

HUCHARD (H.). **Caractère, mœurs et état mental des hystériques.** Brochure in-8° de 39 pages. — Prix : 1 fr. 25. — Pour nos abonnés 90 c.

JOSIAS (A.). **De la fièvre typhoïde chez les personnes âgées.** Vol. in-8° de 65 pages, avec trois courbes de température. — Prix : 2 fr. — Pour nos abonnés. . . . . 1 fr. 35

KELSCH (A.). **Les affections du foie en Algérie et les Variations de l'urée.** Brochure in-8° de 32 pages. — Prix : 1 fr. — Pour nos abonnés 75 c.

KELSCH (A.) **Note pour servir à l'histoire de l'endocardite ulcéreuse.** Brochure in-8 — Prix : 0 fr. 50. — Pour nos abonnés. . 35 cent.

KELSCH et WANNEBROUCQ. **Note sur deux cas de sarcome du péritoine et du tissu cellulaire rétro-péritonéal.** Brochure in-8° de 11 p. — Prix : 50 c. — Pour nos abonnés . . . . 35 c.

KELSCH et WANNEBROUCQ. **Contribution à l'histoire des localisations cérébrales.** Brochure in-8° de 18 pages. — Prix : 50 c. — Pour nos abonnés. . . . . 35 c.

LANDOLT (F.). **Leçons sur le diagnostic des maladies des yeux**, faites à l'École pratique de la Faculté de médecine de Paris pendant le semestre d'été de 1875, recueillies par CHARPENTIER. Paris 1877. Vol in-8 de 204 pages. — Prix : 6 fr. — Pour nos abonnés . . . . 4 fr.

LANDOUZY (L.). **De la déviation conjuguée des yeux et de la rotation de la tête par excitation ou paralysie des 6e et 11e paires, leur valeur en séméiotique encéphalique, leur importance au point de vue anatomique et physiologique, à propos d'une observation d'épilepsie hémiplégique débutant par les yeux et la tête** (Déviation et rotation conjuguées convulsives). Un volume in-8° avec une planche. — Prix : 2 fr. 50. — Pour nos abonnés . . . . 1 fr. 50.

LANDOUZY (L.). **Trois observations de rage humaine.** Réflexions. Brochure in-8 de 16 pages. — Prix : 50 cent. — Pour les abonnés. . 35 cent.

LAVERAN (A.). **Un cas de myélite aiguë.** 1876. In-8 de 13 p. . 30 cent.

LAVERAN (A). **Tuberculose aiguë des synoviales** . . . . . . 50 cent.

LELOIR. (H). **Contribution à l'étude du rhumatisme blennorrhagique.** Brochure grand in-8 de 24 pages. — Prix : 0 fr. 75. — Pour nos abonnés. . . . . 50 cent.

LELOIR (H.). **Recherches cliniques et anatomo-pathologiques sur les**

affections cutanées d'origine nerveuse. 1 vol. in-8° de 220 pages, avec 4 planches en chromo-lithographie et plusieurs figures intercalées dans le texte. — Prix : 5 fr. — Pour nos abonnés . . . . 3 fr. 50

LEROY (A.). **De l'état de mal épileptique.** Un volume in-8 de 92 pages. — Prix : 2 fr. — Pour nos abonnés. . . . . 1 fr. 25

LIOUVILLE (H.). **Contribution à l'étude de la paralysie générale progressive des aliénés.** In-8, 50 cent. — Pour nos abonnés. . . . 35 cent.

LIOUVILLE et DEBOVE. **Note sur un cas de mutisme hystérique, suivi de guérison.** Paris, 1876. In-8 . . . . 30 cent.

LIOUVILLE. *Voir* BÉHIER.

LOEWENBERG (H.). **Le furoncle de l'oreille et la furonculose.** Brochure in-8° de 47 pages. Paris, 1881 — Prix : 1 fr. 50. — Pour nos abonnés. . . . . 1 fr.

LONGUET (F.-E.-M.). **De l'influence des maladies du foie sur la marche des traumatismes.** Vol. in-8 de 124 pages. — Prix : 4 fr — Pour nos abonnés . . . . 2 fr.

MAGNAN. **De la coexistence de plusieurs délires de nature différente chez le même aliéné.** Brochure in-8 de 20 pages.—Prix : 0. 75, — Pour nos abonnés . . . . 50 cent.

MAGNAN. **Leçons sur l'Épilepsie,** faites à l'Asile Sainte Anne, en 1881-1882, recueillies par Marcel BRIAND. Un volume in-8 de 81 pages. — Prix : 3 fr. — Pour nos abonnés. . . . . 2 fr.

Manuel de la garde malade et de l'infirmière, publié sous la direction du Dr Bourneville, par MM. Blondeau, de Boyer, Éd. Brissaud, H. Duret, G. Maunoury, Monod, Poirier, P. Regnard, Sevestre et P. Yvon, rédacteurs du *Progrès médical.* — Ouvrage formant trois volumes in-16. — 1er volume : *Anatomie et Physiologie,* 180 pages, 8 figures. Prix : 2 fr. — 2e volume : *Pansements,* 316 pages, 60 gravures. Prix : 3 fr. 50. — 3e volume. *Administration des Médicaments,* 160 pages. Prix : 2 fr. — Pour nos abonnés, l'ouvrage complet, broché, prix . . . . 5 fr.

Nous avons fait faire un élégant cartonnage anglais pour chacun des trois volumes du Manuel. — Prix par volume 75 c., l'ouvrage complet. . 2 fr.

MARCANO (G.). **Des ulcères des jambes entretenus par une affection du cœur.** Brochure in-8. — Prix : 1 fr 25. — Pour nos abonnés. 85 cent.

MARCANO (G.). **De l'étranglement herniaire par les anneaux de l'épiploon.** Paris, 1872. In-8 de 8 pages — Prix . . . . 30 cent.

MARCANO (G.). **De la psoïte traumatique,** Vol. in-8 de 160 pages.— Prix : 3 f. — Pour nos abonnés. . . . . 2 f.

MARCANO (G.). **Notes pour servir à l'histoire des kystes de la rate.**— Prix : 60 cent. — Pour nos abonnés . . . . 40 cent.

MAROT. *Voir* DUPLAY.

MARSAT (A.). **Des usages thérapeutiques du nitrite d'amyle.** In-8 de 48 pages. — Prix : 1 fr. 25. — Pour nos abonnés. . . . . . 85 cent.

MAUNOURY (G.) **Les hôpitaux baraques et les pansements antiseptiques en Allemagne.** Paris, 1877, in-8 de 20 pages. — Prix : 1 fr. — Pour nos abonnés . . . . 70 cent.

MAURIAC (Ch.) et VIGOUROUX (R.). **Étude sur les paralysies pseudo-syphilitiques et sur leur traitement par les æsthésiogènes.** Brochure in-8° de 31 pages — Prix : 75 c — Pour nos abonnés . . 50 c.

MAYOR. **Note sur un monstre du genre janiceps.** Brochure in-8° de 40 pages. Paris, 1882. — Prix : 1 fr. 25. — Pour nos abonnés. . . . 90 c.

MIERZEJEWSKI. Contribution à l'étude des localisations cérébrales. (Observation de porencéphalie fausse double.) Brochure in-8° de 35 pages avec 3 fig. dans le texte et 5 planches en chromo-lithographie. — Prix : 3 fr. — Pour nos abonnés. . . . . 2 fr.

MIOT (C.) De la myringodectomie ou perforation artificielle du tympan. In-8 de 169 pages avec 16 figures intercalées dans le texte. — Prix : 3 fr. 50. — Pour nos abonnés. . . . . 2 fr. 50

MIOT (C.) De la Ténotomie du muscle tenseur du tympan. Volume in-8 de 56 pages orné de 11 figures intercalées dans le texte. Paris, 1878. — Prix: 1 fr. 50. — Pour nos abonnés . . . . 1 fr.

MIOT (C.) et BARATOUX (J.). Considérations anatomiques et physiologiques sur la trompe d'Eustache. Brochure in-8 de 26 pages. — Prix : 1 fr. 25. — Pour nos abonnés . . . . 90 c.

MONOD (E.) Étude clinique sur les indications de l'uréthrotomie externe. Un volume de 168 pages, avec un tableau. — Prix : 3 fr. 50. — Pour nos abonnés. . . . . 2 fr. 50

MONOD. *Voir* BRISSAUD.

MORLOT (E.) Sur une forme grave de l'épilepsie. Brochure in-8 de 45 pages. Paris, 1881. — Prix : 1 fr. 50. — Pour nos abonnés . . 1 fr.

ONIMUS. Des applications chirurgicales de l'électricité. Leçons recueillies par Bonnefoy. In-8 de 16 pages avec figures.— Prix : 0 fr. 60 c. Pour nos abonnés. . . . . 40 cent.

ORY (E.) Maladies de la peau. Notes de thérapeutique recueillies aux cliniques dermatologiques de M. le professeur Hardy, à l'hôpital Saint-Louis. Paris, 1877, in-8 de 40 pages. — Prix : 1 fr. — Pour nos abonnés . . . . 70 cent.

OULMONT (P.) Etude clinique sur l'athétose. Paris, 1878. Vol. in-8 de 116 pages avec figures. — Prix : 3 francs. — Pour nos abonnés. . . 2 fr.

PARROT. Clinique des maladies de l'enfance. Leçon inaugurale. Brochure in-8 de 20 pages.— Prix : 0 fr. 75. — Pour nos abonnés. 50 cent.

PARROT. Cours d'histoire de la médecine. Leçon d'ouverture du 21 novembre 1876. Paris, 1877. Brochure in-8 de 20 pages. — Prix : 60 c. — Pour nos abonnés . . . . 40 cent.

PATHAULT (L.) Des propriétés physiologiques du Bromure de Camphre et de ses usages thérapeutiques. Brochure in-8 de 48 pages. — Prix : 1 fr. 50. — Pour nos abonnés. . . . . 1 fr.

PELTIER (G.) De la triméthylamine et de son usage dans le traitement du rhumatisme articulaire aigu. In-8 compacte de 34 pages.— Prix : 60 cent. — Pour nos abonnés. . . . . 40 cent.

PHILBERT (E,). De la cure de l'obésité aux eaux de Brides-les-Bains (Savoie). Brochure in-8 de 16 pages. — Prix : 0 fr. 60. —Pour nos abonnés. . . . . 40 cent.

PICARD (H.). La vallée de Davos. Brochure in-8° de 19 pages. Paris, 1882. — Prix : 60 c. — Pour nos abonnés . . . . 40 c.

PITRES (A.). — Note sur l'état des forces chez les hémiplégiques. Brochure in-8° de 18 pages. Paris, 188?. — Prix : 60 c. — Pour nos abonnés. . . . . 40 c.

PITRES. *Voir* CHARCOT.

POINSOT (G.). Contribution à l'histoire clinique des tumeurs du testicule. Brochure in-8 de 28 pages. Prix : 1 fr. — Pour nos abonnés. . . . . 70 cent.

QUEMONNE, *Voir* FÉRÉ.

QUESTIONNAIRE pour le 1er examen de doctorat. — Recueil de séries d'examens subis récemment à la Faculté de médecine de Paris, indiquant : 1° La composition du jury pour chaque série ; — 2° La préparation anatomique de chaque candidat ; — 3° Les questions orales auxquelles le candidat a du répondre ensuite ; — 4° Enfin le résultat de l'examen dans chaque série ; suivi de questions sur les accouchements, recueillies au cinquième examen de doctorat et aux examens de sage-femme. Paris, 1876. In-16 de 91 pages. — Prix : 1 fr. — Pour nos abonnés. . . . . 70 cent.

RANVIER (L.). **Leçons d'anatomie générale sur le système musculaire,** recueillies par J. RENAUT. Un fort vol. orné de 99 fig. intercalées dans le texte. — Prix : 12 fr. — Pour nos abonnés . . . . 8 fr.

RANVIER (L.). **Leçon d'ouverture du cours d'anatomie générale au Collège de France.** Paris, 1876. In-8 de 16 pages. — Prix : 0 fr. 60. — Pour nos abonnés. . . . . 40 cent.

RAYMOND (F.). **Etude anatomique, physiologique et clinique sur l'hémichorée, l'hémianesthésie et les tremblements symptomatiques.** Vol. in-8 de 140 pages avec figures dans le texte et 3 planches. — Prix : 3 fr. 50 — Pour nos abonnés . . . . 2 fr. 50.

RAYMOND. **De la puerpéralité.** Volume in-8° de 258 pages. Paris, 1880. — Prix : 5 fr. — Pour nos abonnés . . . . 4 fr.

RECLUS (P.). **De l'épithélioma térébrant du maxillaire supérieur.** Paris, 1876. In-8 de 4 pages. — Prix. . . . . 20 cent.

RECLUS (P.). **Les hyperostoses consécutives aux ulcères rebelles de la jambe.** Brochure in-8 de 24 pages. — Prix : 0 fr. 75. — Pour nos abonnés. . . . . 50 cent.

RECLUS. (P.) **Des mesures propres à ménager le sang pendant les opérations chirurgicales.** Un vol in-8 de 144 pages. — Prix : 3 fr. 50. — Pour nos abonnés . . . . 2 fr. 50

RECLUS (P.). **Des ophthalmies sympathiques.** Un fort volume in-8 de 210 pages. — Prix : 5 fr. — Pour nos abonnés. . . . . 4 fr.

RECLUS (P.). **Du tubercule du testicule et de l'orchite tuberculeuse.** Vol. in-8 de 212 pages avec 5 planches en chromo-lithographie. — Prix : 5 fr. — Pour nos abonnés. 4 . fr.

RECLUS (P.). **La fontaine d'Ahusquy,** brochure in-8 de 30 pages. — Prix. 1 fr. — Pour nos abonnés. . . . . 70 cent.

REGNARD (P.). **Recherches expérimentales sur les variations pathologiques des combustions respiratoires.** Un fort volume in-8 de 394 pages, enrichi de 100 gravures dans le texte. — Paris, 1879. — Prix : 10 fr. — Pour nos abonnés. . . . . 7 fr.

REGNARD. *Voir* BOURNEVILLE.

RENAUT (J.). **Note sur la structure des glandes à mucus du duodénum (glandes de Brunner).** Brochure in-8 de 8 pages. — Prix 40 c. — Pour nos abonnés. . . . . 30 cent.

RENAUT. *Voir* RANVIER.

RIBEMONT (A.). **Recherches sur l'insufflation des nouveau-nés et description d'un nouveau tube laryngien.** Un volume in-8 de 40 pages et 8 planches. — Paris, 1878. — Prix : 3 fr. 50. — Pour nos abonnés . . . . 2 fr. 50.

RICHER (P.). **Feuilles d'autopsie pour l'étude des localisations cérébrales.** — Hospice de la Salpêtrière. — Service de M. le professeur CHARCOT. (Deuxième édition). — Grand placard de 8 pages, avec 20 fig. — Paris, 1881. — Prix : 75 c. — Pour nos abonnés . . . . 60 c.

RIDEL SAILLARD (G.). **De la cachexie pachydermique** (myxœdème des auteurs anglais). In-8° de 74 pages avec deux figures photographiques hors texte. Paris, 1881. — Prix : 2 fr. — Pour nos abonnés. . . 1 fr. 35

ROQUE (L.). **Des dégénérescences héréditaires produites par l'intoxication saturnine lente.** Brochure in-32 de 15 pages. — Prix : 50 c. — Pour nos abonnés. . . . . 35 c.

ROSAPELLY (Ch. L.) **Recherches théoriques et expérimentales sur les causes et le mécanisme de la circulation du foie.** Un volume in-8 de 76 pages orné de 24 figures. — Prix : 3 fr. — Pour nos abonnés. . . . . 2 fr.

ROUX (G.-L.). **Traitement de l'épilepsie et de la manie, par le bromure d'éthyle.** Brochure in-8° de 54 pages. Paris, 1882.— Prix : 2 fr.— Pour nos abonnés. . . . . 1 fr. 35.

SADRAIN (G.). **Étude sur le traitement des attaques d'hystérie et des accès d'épilepsie.** Brochure in-8° de 55 pages. — Prix : 1 fr. 75.— Pour nos abonnés. . . . . 1 fr. 20

SAINT-GERMAIN (de). **De la trachéotomie.** Brochure in-8° de 31 pages. Paris, 1882. — Prix : 1 fr. — Pour nos abonnés. . . . . 70 c.

SEGLAS. **De l'influence des maladies intercurrentes sur la marche de l'épilepsie.** Un vol. in-8 de 60 pages. Paris, 1881. — Prix : 2 fr. — Pour nos abonnés. . . . . 1 fr. 35

SECOND. (P.) **Note sur une observation de kyste hydatique** développé dans l'épaisseur du muscle grand pectoral. Brochure de 8 pages. — Prix : 0 fr. 40. — Pour nos abonnés. . . . . 30 cent.

SECOND. (P.). **Recherches cliniques et expérimentales sur les épanchements sanguins du genou par entorse.** Volume in-8 de 85 pages. — Prix : 2 fr. — Pour nos abonnés . . . . 1 fr. 50

SEGUIN (E. C.). **Medical mathematism.** Brochure in-8° de 18 pages. — Prix : 60 cent. — Pour nos abonnés . . . . 40 cent.

SEGUIN (E.-C). **Registre memento** d'observations, pour conserver toutes les observations faites au lit du malade. Paris, 1878. — Prix. 60 cent.

SEVESTRE. *Voir* CHARCOT.

SIGERSON. **Note sur la paralysie vaso-motrice généralisée des membres supérieurs.** Brochure in-8 de 19 pages. — Prix : 60 c. — Pour nos abonnés. . . . . 40 c.

SIMON (J.). **Conférences cliniques et thérapeutiques sur les maladies des enfants** (2° édition). Un beau volume in-8° de 340 pages. — Prix : 8 fr. — Pour nos abonnés, ... 6 fr.

SINÉTY (de). **Des inflammations qui se développent au voisinage de l'utérus considérées surtout dans leurs formes bénignes.** Brochure in-8° de 16 pages. — Prix : 50 c. — Pour nos abonnés . . . . . 35 c.

STRAUS (F.). **Des ecchymoses tabétiques à la suite des crises de douleurs fulgurantes.** Brochure in-8° de 31 pages. Paris, 1881. — Prix : 1 fr. — Pour nos abonnés . . . . 70 c.

STRAUS. *Voir* BÉHIER.

TABOUET. (L.). **Etude sur le traitement des abcès sous-périostiques aigus de l'adolescence.** Un vol. in-8 de 44 pages. — Prix : 1 fr. 50. — Pour nos abonnés . . . . 1 fr.

TARNIER. **De l'influence du régime lacté dans l'albuminurie des femmes enceintes et de son indication.** — Prix. . . . . . 50 cent.

TAUBER (A.). **De l'amputation ostéoplastique de la jambe.** Brochure in-8° de 28 pages. — Prix : 75 cent. – Pour nos abonnés . . . . . 50 c.

TEINTURIER (E.) **Les Skoptzy**, étude médico-légale sur une secte religieuse russe dont les adeptes pratiquent la castration. — Un joli volume in-12 orné de gravures représentant les différents modes de castration employés par ces fanatiques. — Prix : 1 fr. 50. — Pour nos abonnés. . . 1 fr.

TEINTURIER. *Voir* BOURNEVILLE.

THAON (L.). **Recherches cliniques et anatomo-pathologiques sur la tuberculose** Grand in-8 de 112 pages, avec 2 planches en chromo-lithographie. — Prix : 4 fr. 50. — Pour nos abonnés . . . . 3 fr.

THAON (L.). **Clinique climatologique des maladies chroniques.** — 1er fascicule : *phtisie pulmonaire*. Un volume grand in-8 de 164 pages, avec 2 planches de tracés de température. Paris, 1877. — Prix : 4 fr. — Pour nos abonnés . . . . 2 fr. 75

TERRILLON. **Contribution à l'étude des gommes syphilitiques du testicule.** Brochure in-8 de 8 pages. — Prix : 0 fr. 40. — Pour nos abonnés . . . . 30 cent.

TERRILLON. **Des troubles de la menstruation après les lésions chirurgicales ou traumatiques.** Brochure in-8 de 22 pages, 60 cent. — Pour nos abonnés. . . . . 40 cent.

TERRILLON. **Excroissances polypeuses de l'uréthre symptomatiques de la tuberculisation des organes urinaires chez la femme.** Brochure in-8 de 21 pages. — Prix : 0 fr. 75. — Pour nos abonnés. 50 cent.

TERRILLON. **Mémoire sur la rupture traumatique des parties internes du cœur avec ou sans lésions correspondantes des parois.** Brochure in-8 de 16 pages. — Prix : 0 fr. 60. — Pour nos abonnés. 40 c.

TROISIER (E.). **Note sur un cas d'encéphalopathie syphilitique précoce.** Brochure in-8 de 8 pages. — Prix : 0 fr. 40. — Pour nos abonnés. . . . . 30 cent.

TURNER (E.). **Histoire de la circulation du sang** par Flourens. — André Césalpin. Brochure in-8 de 16 pages.—Prix : 0 fr. 75.— Pour nos abonnés. . . . . 40 cent.

TURNER (E.). **Remarques au sujet de la lecture faite à l'Académie par M. Chéreau** le 15 juillet 1879. Brochure in-8 de 16 pages. — Prix : 60 c. — Pour nos abonnés . . . . 40 cent.

VIDAL. **Du pityriasis**, leçon recueillie et rédigée par de BEURMANN. In-8 de 20 pages. — Prix : 0 fr. 75. — Pour nos abonnés . . . . . 50 cent.

VIGOUROUX (R.). **Métalloscopie, métallothérapie, æsthésiogènes.** Brochure in-8° de 72 pages. Paris, 1882. — Prix : 3 fr. — Pour nos abonnés . . . . 2 fr.

VIGOUROUX. *Voir* MAURIAC.

VILLARD (F.). **De l'aphasie ou perte de la parole et de la localisation du langage articulé**, par le Dr BATMAN, traduit de l'anglais par F. Villard. Un volume in-8 de 128 pages. Paris, 1870. Prix : 2 fr. — Pour nos abonnés. . . . . 1 fr. 25.

VILLARD (F.). **Notice hygiénique et médicale sur l'Attique.** Brochure in-8 de 30 pages. — Prix : 1 fr. — Pour nos abonnés. . . . . 70 cent.

WANNEBROUCQ. *Voir* KELSCH.

PARIS. — IMP. V. GOUPY ET JOURDAN, RUE DE RENNES, 71.

199

www.ingramcontent.com/pod-product-compliance
Ingram Content Group UK Ltd.
Pitfield, Milton Keynes, MK11 3LW, UK
UKHW021547260726
13993UKWH00002B/690